临床运动医学
Clinics in Sports Medicine

髌股关节
从不稳到置换

Understanding the Patellofemoral Joint
From Instability to Arthroplasty

主 编 Alexander K. Meininger

顾 问 Mark D. Miller

主 译 王 靖 刘向阳

副主译 翁晓军 肖 晟

人民卫生出版社

图书在版编目（CIP）数据

髌股关节：从不稳到置换 /（美）亚历山大·K. 梅尼格主编；王靖，刘向阳主译. —北京：人民卫生出版社，2018

ISBN 978-7-117-26057-2

Ⅰ. ①髌… Ⅱ. ①亚…②王…③刘… Ⅲ. ①髌骨－关节疾病－诊疗 Ⅳ. ①R684

中国版本图书馆 CIP 数据核字（2018）第 021221 号

| 人卫智网 | www.ipmph.com | 医学教育、学术、考试、健康，购书智慧智能综合服务平台 |
| 人卫官网 | www.pmph.com | 人卫官方资讯发布平台 |

髌股关节：从不稳到置换

主　　译：王　靖　刘向阳

出版发行：人民卫生出版社（中继线 010-59780011）

地　　址：北京市朝阳区潘家园南里 19 号

邮　　编：100021

E - mail：pmph @ pmph.com

购书热线：010-59787592　010-59787584　010-65264830

印　　刷：北京铭成印刷有限公司

经　　销：新华书店

开　　本：710×1000　1/16　　印张：11

字　　数：209 千字

版　　次：2018 年 3 月第 1 版　2018 年 3 月第 1 版第 1 次印刷

标准书号：ISBN 978-7-117-26057-2/R·26058

定　　价：99.00 元

打击盗版举报电话：010-59787491　E-mail：WQ @ pmph.com

（凡属印装质量问题请与本社市场营销中心联系退换）

临 床 运 动 医 学
Clinics in Sports Medicine

髌股关节
从不稳到置换

Understanding the Patellofemoral Joint:
From Instability to Arthroplasty

主 编　Alexander K. Meininger

顾 问　Mark D. Miller

主 译　王　靖　刘向阳

副主译　翁晓军　肖　晟

译 者（按姓氏笔画排序）

　　　　王　靖　王洪涛　刘向阳　李建群
　　　　肖　晟　何　畔　陈昕彤　陈润新
　　　　陈志伟　翁晓军　阎　戈

单 位

　　　　湖南省人民医院（湖南师范大学附属第一医院）
　　　　南华大学附属第一医院

人民卫生出版社

ELSEVIER

Elsevier (Singapore) Pte Ltd.
3 Killiney Road
#08-01 Winsland House I
Singapore 239519
Tel: (65) 6349-0200
Fax: (65) 6733-1817

注　意

序 言

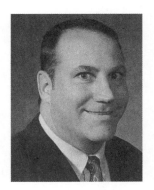

Mark D. Miller, MD

Meininger 医生召集一批出色的关节外科专家全面概括了髌股关节存在的问题和解决方法,值得称道。本书的内容安排有助于更好地理解髌股关节病变和外科处理方法。在介绍解剖、体格检查、影像学的内容后,专门用一章节来阐述棘手的膝前疼痛,随后几章阐述髌股关节不稳定的治疗,包括近端稳定术、远端重建术、滑车成形术等相关治疗方法,以及软骨损伤和退行性关节病变的处理等,最后还综述了治疗髌股关节疾病的康复技术。

总之,这本著作有助于更好地认识髌股关节,有助于更好地服务于髌股关节患者。感谢 Meininger 医生。

Mark D. Miller

前　言

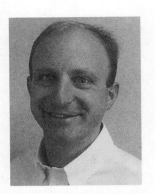

Alexander K. Meininger，MD

很荣幸也很高兴受邀担任《临床运动医学》的主编。被邀请担任运动医学诊所的编辑，这既是一种荣誉，也是一种荣幸。对我来说，髌股关节的不稳是一种独特的激情和临床上的兴趣，它所累积的知识不断扩增。我永远不会忘记我培训期间的那句忠告，"我不想卷入那个疯狂的患者髌骨"，就像总是出现的临床谜题一样。由于 Patellofemoral Study Group 和 the Arthroscopy Association of North America 等组织，对髌股关节的理解已经取得了很大的进步。我很感激在这个问题上聚集了许多相同优秀的领军人们。

第一部分从 Seth Sherman 博士对复杂关节的解剖学和生物力学的深刻见解开始。我的良师益友，Mark Hutchinson 博士，接着总结了体查中发现的髌股关节疾病的体征和症状。Scott Stacy 博士组织的肌肉骨骼放射学家团队是首屈一指的，他们总结髌股关节放射学的任务至关重要。

Laurie Hiemstra 博士对令许多人感到棘手的膝前疼痛进行了深入的总结。在软骨修复领域，一位公认的领导者，布莱恩·科尔博士将他的最先进的方法应用在髌骨软骨损伤。另一位导师，也是我对髌股关节疾病的最大贡献者，Jason Koh 博士慷慨地分享了他对髌股关节不稳定性的见解。

　　包括 Robert Burks 博士、Matt Bolier 博士、Robert LaPrade 博士和 Jack Farr 博士在内的知名团队总结了成功采用具有挑战性的髌骨技术的适应证和闪光点。最后，Terry Nicola 医生优雅地总结了髌股关节的康复与技术一样重要。

　　本书旨在为临床医生、外科医生和运动医学专家阐明影响髌股关节间隙相关的解剖、生物力学、病理生理学和治疗。

　　没有每个作者的贡献，这个目标是不会实现的。临床医生们的时间和奉献精神为运动医学的成功提供了一些有思想的文章。感谢我们的顾问 Mark D. Miller 博士，让我有机会为大家服务。同样，一个特别感谢是由于 Jennifer Flynn Briggs 和 Donald Mumford 在文章中支持我，并准时完成了任务。最后，我感谢我美丽的妻子安吉，给予我时间和理解来实现我的学术追求。没有她的支持，这些成就都不可能实现。

Alexander K. Meininger

目 录

分患者行滑车加深成型术联合内侧髌股韧带重建或胫骨结节截骨术可以永久性恢复关节稳定性，改善术后效果。虽然近期随访结果比较满意，但仍需要进一步的远期随访研究观察滑车成形术对保护髌股关节软骨的作用。

髌股关节炎的原因有很多，常见于女性和髌股关节高负荷的群体（如运动员和肥胖者）。越来越多的年轻人开始出现晚期的髌股关节炎，需要行髌股关节置换术。然而，这些患者通常有继续高水平体育运动的要求，外科手术的目的是在保证安全的前提下获得最高的术后运动水平。不幸的是，当前关于髌股关节置换术后参加体育运动的推荐指南主要是依据全膝关节置换术的相关文献制定的，而且这些文献大部分源于实验室研究，属于 5 级证据研究。

非手术治疗通常由理疗师和康复师进行，包括物理治疗、支具固定、药物治疗、注射疗法、本体感觉技术、运动模式训练和整体调节等。有证据表明理疗在改善疼痛和功能方面有显著的作用。

第1章　髌股关节的解剖和生物力学

Seth L. Sherman, Andreas C. Plackis, Clayton W. Nuelle

关键词

- 髌骨解剖
- 滑车解剖
- 髌骨病理
- 滑车病理
- 髌股关节解剖
- 髌股关节生物力学

关键点

- 髌股关节疾病包括髌股关节疼痛、不稳定、软骨疾病和关节炎等一系列髌股关节相关的疾病。
- 大多数髌股关节疾病与解剖结构异常相关,如软组织损伤、骨对线不良等,容易导致髌骨运动轨迹紊乱等生物力学改变。
- 骨与软组织结构共同维持髌骨的稳定,软组织结构如内侧髌股韧带对维持屈膝0°～20°的髌骨稳定至关重要,而滑车沟对屈膝20°以上的稳定性起主要作用。
- 动态肌肉力量(如股内斜肌)、静态软组织限制(如内侧髌股韧带、外侧支持带)、髌骨高度和倾斜度、滑车形态和胫骨结节位置等发生异常均对髌股关节运动有很大的影响,可能导致临床功能障碍。

引言

对髌股关节基础解剖和生物力学的全面系统认识对治疗可能出现的髌股关节疾病相当重要。

流行病学

髌股关节疼痛患者占骨科和骨骼肌肉系统门诊量的10%,其中13～19岁就诊患者中髌股关节疼痛所占比例高达30%[1, 2],所有膝关节损伤中髌股关节疾病占了约25%[3-5],而且女性更常见[6]。普通人群发生初次髌骨脱位的概率为

1

5.8/100 000，而在 10～17 岁的青少年中发生脱位的概率为 29/100 000[7]。在行常规膝关节镜检查的患者中约有 60% 存在软骨损伤[8]。髌股关节病损明显影响患者的运动或工作生涯[9]。

疾病谱

　　髌股关节疾病涵盖面很广，包括髌股关节疼痛、髌股关节不稳定、局灶性软骨疾病和关节炎。创伤性（如髌骨脱位）或慢性损伤（如髌股关节疼痛、骨关节炎）均可导致髌股关节功能障碍。大多数髌股关节疾病都和解剖异常（如骨骼发育异常）有关，解剖异常会进一步导致生物力学异常（如髌骨轨迹异常）。理解髌股关节解剖和生物力学特点、正确认识可能导致髌股关节功能障碍的常见原因是成功治疗髌股关节疾病的前提。解剖和生物力学异常的患者可以考虑非手术治疗（如动态力量练习、动态稳定性练习、护具等）或手术治疗（如胫骨结节截骨、内侧髌股韧带修复或重建、髌股关节软骨修复或重建、滑车成型等）。综合考虑生物学及生物力学特点才能制定全面的治疗计划、获得最好的临床效果。

解剖

髌骨的骨性解剖

　　髌骨是人体最大的籽骨，位于股骨远端滑车沟内。髌骨上极连接股四头肌腱，下极连接髌腱，从而保证了伸膝装置的连续性。

　　髌骨前面呈凸型，关节面被纵向的内侧嵴分成两半。髌骨有 7 个面，但通常分为内侧面和外侧面。

　　外侧面较宽大，倾斜度与外侧股骨髁形态相匹配；而内侧面较窄小，倾斜度较外侧大[10]。Wiberg 分型法根据髌骨内侧嵴的位置将髌骨分为 4 型（图 1）[11]。髌骨的主要血液供应来自于髌骨周围的复杂动脉丛形成的吻合环[12, 13]。髌骨关节软骨是体内最厚的软骨层，可达 7mm[14]。

　　横断面上髌骨软骨的吻合程度高于矢状面，从而使关节自身获得滑动能力。软骨与软骨下骨的轮廓并不总是相一致[15]。

　　髌骨上 2/3 为关节面，髌骨下极为髌腱附着点，属于关节外结构（图 2）。

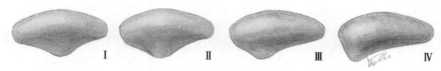

I　　　　　　II　　　　　　III　　　　　　IV

图 1　插图展示髌骨 Wiberg 解剖学分型

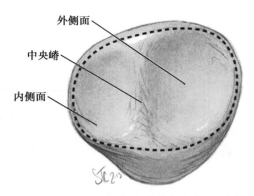

图 2　插图展示髌骨的后侧面，包括软骨覆盖的近端 2/3 和关节外的远端 1/3

滑车的骨性解剖

股骨远端前侧面形成滑车，由中央的滑车沟和与之相连的内侧面和外侧面构成。

外侧面较内侧面更宽大并向近端延伸。滑车沟的正常深度是 5.2mm，在横断面上股骨外髁较内髁高 3.4mm[10]。

滑车沟向远端延伸并偏向外侧逐渐加深，直至髁间窝，同时内、外侧面分别移行为股骨髁的内外侧面[16]。

滑车沟深度可通过滑车沟角来测量（图 3）。

滑车发育不良丧失了正常的解剖凹性结构和滑车沟深度，内、外侧面高度不对称，滑车扁平。在膝关节屈曲时髌骨缺乏滑车沟的限制而频繁发生脱位。

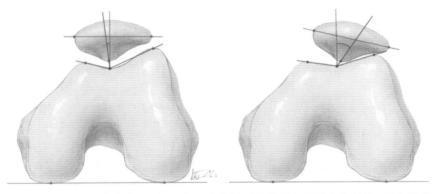

图 3　横断面上测量滑车沟角（红线）：从滑车外侧面的最高点到滑车沟划线，再从滑车沟向滑车内侧面的最高点划线，两线的夹角即为滑车沟角，正常约 138°，大于 150° 则为滑车沟过浅。髌股吻合角（绿线）指由滑车沟角的角平分线和滑车沟角顶点至髌骨关节嵴连线的夹角构成，正常为 −6°，大于 16° 为髌股关节异常。髌骨倾斜度（蓝线）指股骨后髁平行线与髌骨横轴线的夹角

Dejour 团队[17] 通过影像学对滑车发育不良进行测量，认为滑车底部的隆起 > 3mm 或滑车沟深度 ≤4mm 则诊断为滑车发育不良（图4，图5）。外侧髁是髌

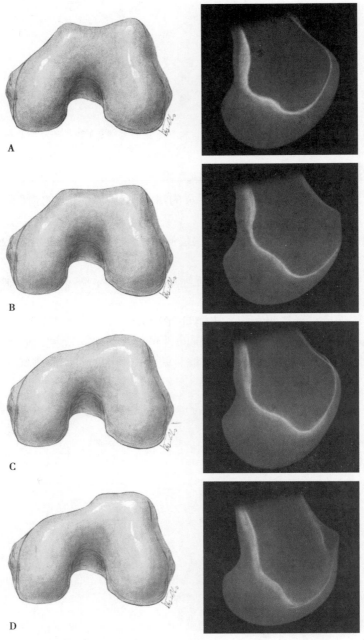

A

B

C

D

图4 插图描绘滑车发育不良 Dejour 分型和对应的影像学

股关节外侧的主要阻挡结构,限制髌骨向外侧脱位,维持髌骨位于滑车沟内[18]。股骨内外侧髁发育不良导致滑车解剖异常而可能发生髌股关节异常。

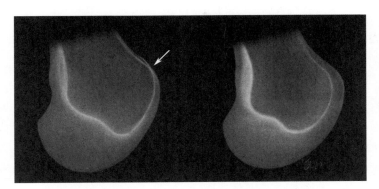

图 5   插图描绘交叉征(白箭头),见于滑车发育不良的侧位片

髌股关节软组织结构的解剖

股四头肌肌群

　　股四头肌肌群包括股直肌、股内侧肌、股外侧肌、股中间肌,四块肌肉的肌腱在髌骨上方 5～8cm 汇合成股四头肌腱并止于髌骨上极,对维持髌股关节的动态稳定起重要作用。股四头肌肌群由股神经支配。

髌腱

　　髌腱起自髌骨下极,止于胫骨结节,相对于胫骨长轴略偏外,平均长约 4.6cm(3.5～5.5cm),宽约 24～33mm[19]。髌腱后侧借助髌下脂肪垫与关节滑膜相隔,而髌腱远端借助滑囊与胫骨相隔。

内侧软组织

　　内侧软组织包括股内斜肌(VMO)、内侧髌股韧带(MPFL)、内侧髌胫韧带、内侧支持带(图 6)。股内斜肌是对髌骨力学机制起重要作用的肌肉之一,是维持髌骨外侧移位的主要动力限制结构[14]。尸体标本研究表明,切断股内斜肌会增加屈膝 0°～15° 时的髌骨外移程度。

　　股内斜肌发育不全或发育不良是髌骨动态不稳定的主要因素。股内斜肌力量训练是许多髌股关节疾病康复治疗的关键[20]。

　　内侧髌股韧带是被动限制髌股关节外侧脱位的主要结构,其在屈膝 0°～30°时承担了限制髌骨外侧脱位 60% 的作用,对维持髌股关节的稳定性至关重要[21-23]。

先天性异常、创伤性髌骨外侧半脱位或脱位可能导致内侧髌股韧带松弛。

　　内侧髌股韧带起点位于股骨内上髁的上后方、内收肌结节的下方，止点位于髌骨的内上方[21]，平均长度约53～55mm，宽度3～30mm，止点较宽大[19-21]。

外侧软组织

　　膝关节外侧稳定髌骨的软组织结构有多层，通常分为浅层和深层。浅层为外斜支持带，深层为斜横纤维，主要包括髌胫束和髌髂束（图7）[24]。

　　外侧支持带是阻止髌骨外侧脱位的重要次稳定结构。对由于内侧软组织约束功能丧失导致的髌骨不稳定，仅行外侧松解可能会加重髌骨外侧不稳定，发生医源性髌骨内侧不稳定。

　　外侧支持带紧张是引起髌股关节疼痛的常见原因，可能导致髌骨外倾，髌骨外侧面和滑车外侧面间压力异常增高，且随着时间的推移逐渐加重。

　　临床上，通常取仰卧位，膝关节完全伸直、股四头肌放松的情况下来评估髌骨倾斜度。正常情况下，髌骨外侧面没有压痛，髌骨外缘能够轻度抬离股骨外髁。

　　髌骨倾斜度还可通过影像学包括 X 线、CT、MRI 进行测量。膝关节轴位相测量股骨后髁和髌骨横轴的夹角（见图3）[25]，正常髌骨倾斜度是 2°，超过 5° 为异常[14]。

　　外侧支持带松解的手术指征包括单纯髌股关节外侧疼痛和（或）明确由髌骨倾斜引起的软骨损伤，以及保守治疗效果不佳的外侧支持带紧张。

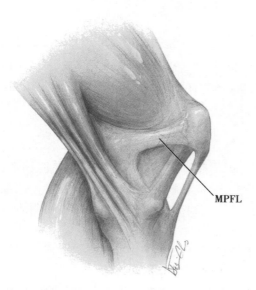

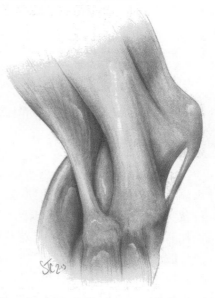

图6　插图显示膝关节内侧面稳定髌骨的软组织结构，包括内侧髌股韧带

图7　插图描绘膝关节外侧面稳定髌骨的软组织结构

生物力学

髌股关节运动是前面提到的骨和软组织结构之间相互作用的结果。骨的解剖异常可能导致髌骨对线不良，进而发生髌骨轨迹异常。动态和静态软组织结构异常对髌股关节生物力学有重要影响。

髌骨作为全身最大籽骨，优化了伸膝装置的力学性能。

髌骨的功能类似一个杠杆，根据膝关节活动需要，可以提高应力或位移、延长股四头肌的力臂，降低伸膝所需的力量[14]。

正常髌骨轨迹

髌股关节各种结构在膝关节的正常屈伸活动中起重要稳定作用。屈膝 0°～30°，限制髌股关节外侧脱位的主要结构是前面提及的软组织，特别是内侧髌股韧带[26]。

完全伸膝时，髌骨后向应力最小，位于轻度外偏位置。

缘于髌骨关节面的独特形态，开始屈膝时髌骨向内侧移动，逐渐进入滑车沟[14]。

屈膝 20°～30°，髌骨进入滑车沟，稳定性逐渐加强[27]。

屈膝 0°～60°，髌骨与滑车接触面积逐步增加，髌骨接触面从远端移向近端，滑车远端接触面积逐步增加[18]。

同时，来源于髌骨和股四头肌腱的后向应力逐步增加，髌股关节反作用力增加（图 8）。当膝关节屈曲超过 90°时，股四头肌腱接触到股骨滑车，吸收一部分反作用力。随着股四头肌腱与股骨滑车的接触面积增加，对反作用力的吸收逐步增强，后向应力逐渐降低或消失[14, 28, 29]。

屈膝 90°～135°，髌骨发生旋转，髌骨嵴与股骨髁相接触[24]。

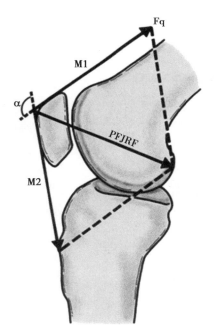

图 8　插图描述髌股关节反作用力（PFJRF）。髌股关节反作用力随着屈膝角度的增加而增大。膝关节完全伸直位时，M1 和 M2 方向相反，位于同一平面，髌股关节反作用力合力为零。随着屈膝角度逐渐加大，M1 和 M2 合力增加，髌股关节反作用力向量逐渐增大

骨性稳定结构的测量

可从冠状面、矢状面和横断面对髌骨进行临床影像学测量，解剖异常意味着生物力学异常。

冠状面和横断面

股四头肌或 Q 角在临床评估髌股关节轨迹和力量方面具有重要意义。图 9 描绘了 Q 角的测量方法，超过 20° 则考虑异常，会增加髌骨向外侧脱出的力量和髌骨接触压力[30]。

通常，Q 角的平均角度男性为 14°，女性为 17°，女性因为骨盆较宽，导致膝外翻角度较大[31]。

胫骨结节 - 滑车沟距离（TT-TG 值）更加准确的对髌股关节横断面解剖进行量化评估（图 10）。TT-TG 值的正常范围为 10～13mm，超过 15mm 意味着髌骨脱位高风险[32]。髌股吻合角是在静态轴位 X 线上测量髌骨位置（见图 3）。

矢状面

髌骨高度的异常可能导致髌骨不稳定和复发性髌骨脱位[30, 33]。另外，髌骨相对于关节线的高度异常可能影响髌股关节的功能，引起疼痛综合征[34, 35]。

高位髌骨需增加屈膝角度才能使髌骨进入股骨滑车，可能导致髌骨软骨软化，增加髌骨脱位的风险[30, 33]。低位髌骨导致髌股关节反作用力的增高，髌骨活动受限，容易发生髌股关节炎（图 11）[35]。

评估髌骨高度的方法很多，包括 Insall-Salvati 指数[36]、Blackburne-Peel 指数[34] 和 Caton-Deschamps 指数[37]。

Caton-Deschamps 指数不受膝关节屈曲角度的影响，广泛应用于临床。与 Insall-Salvati 指数不同，Caton-Deschamps 指数随着胫骨结节截骨（如远端移位术）而变化。因此，外科医生术中常以 Caton-Deschamps 指数为参考确定髌骨高度的矫正程度。Caton-Deschamps 指数为 2 个长度的比值：①髌骨关节面最下缘至胫骨前上角的距离；②髌骨关节面的长度（图 12）。

异常髌骨轨迹

正常髌骨运动轨迹和髌骨无倾斜是髌股关节正常运动的前提[38]。

前述的各种解剖异常可能破坏髌股关节的应力平衡，出现髌骨轨迹异常。临床上，这些解剖和生物力学异常表现为髌股关节疼痛、不稳定、软骨病或同时表现为多种症状。

需要考虑的重要因素包括：

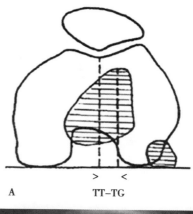

A　　　　　　　TT–TG

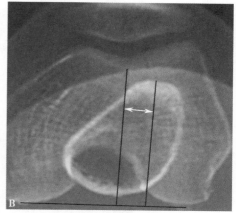

B

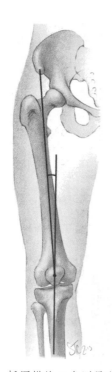

图 9　插图描绘 Q 角测量方法。髂前上棘到髌骨中心的连线和胫骨结节到髌骨中心的连线的夹角即为 Q 角

图 10　（A）插图描绘胫骨结节 - 滑车沟距离测量方法。（B）CT 扫描图像 TT-TG 值测量方法。TT-TG 值通过两个 CT 或 MRI 轴位层面叠加来测量：一条线经过股骨滑车沟最低点，一条线通过胫骨结节近端中心，做两线垂直于股骨后髁远端连线，两线之间的距离即为 TT-TG 值

- 股内斜肌的发育不全或松弛
- 静态内侧软组织稳定结构（MPFL）的损伤或缺如
- 股骨滑车发育不良
- Q 角异常增大和 TT-TG 值（或 TT-PCL［后交叉韧带］）增大
- 髌骨倾斜伴外侧支持带紧张
- 高位髌骨或低位髌骨

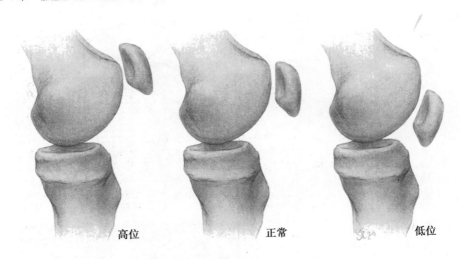

高位　　　　　　正常　　　　　　低位

图 11　插图描绘膝关节侧位相：高位髌骨、正常髌骨、低位髌骨

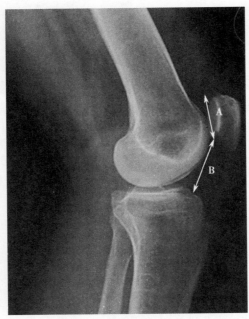

图 12　膝关节 X 线侧位片测量 Caton-Deschamps 指数（B/A）：髌骨关节面最下缘至胫骨前上角的距离（B）和髌骨关节面的长度（A）的比值

总结

　　髋股关节疾病很常见，包括髋股关节疼痛、不稳定、局灶性软骨损伤和关节炎等。除外特殊情况，解剖和生物力学异常是髋股关节功能障碍的常见病因。全面认识正常髋股关节解剖和生物力学对临床治疗至关重要。认识和正确处理髋股关节解剖异常以改善生物力学，最终取得满意的临床疗效。

参考文献

1. Kannus P, Aho H, Järvinen M, et al. Computerized recording of visits to an outpatient sports clinic. Am J Sports Med 1987;15:79–85.
2. Blond L, Hansen L. Patellofemoral pain syndrome in athletes: a 5.7-year retrospective follow-up study of 250 athletes. Acta Orthop Belg 1998;64:393–400.
3. Baquie P, Brukner P. Injuries presenting to an Australian sports medicine centre: a 12-month study. Clin J Sport Med 1997;7:28–31.
4. Taunton JE, Ryan MB, Clement DB, et al. A retrospective case-control analysis of 2002 running injuries. Br J Sports Med 2002;36:95–101.
5. Lankhorst NE, Bierma-Zeinstra SM, van Middelkoop M. Factors associated with patellofemoral pain syndrome: a systematic review. Br J Sports Med 2013;47: 193–206.
6. Boling M, Padua D, Marshall S, et al. Gender differences in the incidence and prevalence of patellofemoral pain syndrome. Scand J Med Sci Sports 2010;20: 725–30.
7. Fithian DC, Paxton WE, Stone ML, et al. Epidemiology and natural history of acute patellar dislocation. Am J Sports Med 2004;32:1114–21.
8. Widuchowski W, Widuchowski J, Trzaska T. Articular cartilage defects: study of 25,124 knee arthroscoopies. Knee 2007;14(3):177–82.
9. Selfe J, Callaghan M, Ritchie E, et al. Targeted interventions for patellofemoral pain syndrome (TIPPS): classification of clinical subgroups. BMJ Open 2013; 3(9):e003795.
10. Walsh W. Recurrent dislocation of the knee in the adult. In: Delee J, Drez D, Miller M, editors. Delee and Drez's orthopaedic sports medicine. Philadelphia: Saunders; 2003. p. 1710–49.
11. Wiberg G. Roentgenographic and anatomic studies on the femoropatellar joint. Acta Orthop Scand 1941;12:319–410.
12. Scapinelli R. Blood supply of the human patella: its relation to ischaemic necrosis after fracture. J Bone Joint Surg Br 1967;49:563–70.
13. Bjorkstrom S, Goldie IF. A study of the arterial supply of the patella in the normal state, in chondromalacia patellae and in osteoarthrosis. Acta Orthop Scand 1980; 51:63–70.
14. Grelsamer RP, Proctor CS, Bazos AN. Evaluation of patellar shape in the sagittal plane. A clinical analysis. Am J Sports Med 1994;22:61.
15. Ahmed AM, Burke DL, Hyder A. Force analysis of the patellar mechanism. J Orthop Res 1987;5:6–85.
16. Merchant AC, Mercer RL, Jacobsen RH, et al. Roentgenographic analysis of patello-femoral congruence. J Bone Joint Surg Am 1974;56:1391.
17. Dejour H, Walch G, Nove-Josserand L, et al. Factors of patellar instability: an

anatomic radiographic study. Knee Surg Sports Traumatol Arthrosc 1994;2:19–26.

18. White BJ, Sherman OH. Patellofemoral instability. Bull NYU Hosp Jt Dis 2009;67: 22–9.

19. Reider B, Marshall JL, Koslin B, et al. The anterior aspect of the knee joint. J Bone Joint Surg Am 1981;63:351–6.

20. Sakai N, Luo ZP, Rand JA, et al. The influence of weakness in the vastus medialis oblique muscle on the patellofemoral joint: an in vitro biomechanical study. Clin Biomech 2000;15:335–9.

21. Amis AA, Firer P, Mountney J, et al. Anatomy and biomechanics of the medial patellofemoral ligament. Knee 2003;10:215–20.

22. Conlan T, Garth WP Jr, Lemons JE. Evaluation of the medial soft-tissue restraints of the extensor mechanism of the knee. J Bone Joint Surg Am 1993;75:682–93.

23. Hautamaa PV, Fithian DC, Kaufman KR, et al. Medial soft tissue restraints in lateral patellar instability and repair. Clin Orthop Relat Res 1998;349:174–82.

24. Dejour D, Saggin P. Disorders of the patellofemoral joint. In: Scott N, editor. Insall & Scott surgery of the knee. Philadelphia: Elsevier; 2012. Chapter 61.

25. Canale S, Beaty J. Campbell's operative orthopaedics. St Louis (MO): Mosby; 2012.

26. Desio SM, Burks RT, Bachus KN. Soft tissue restraints to lateral patellar translation in the human knee. Am J Sports Med 1998;26:59–65.

27. Schepsis AA. Patellar instability [video]. In: Grana WA, editor. Orthopaedic Knowledge Online. 2007. Available at: http://www5.aaos.org/oko/description.cfm?topic=SPO004&referringPage=http://www5.aaos.org/oko/menus/topicAuthors.cfm.

28. Hungerford DS, Barry M. Biomechanics of the patellofemoral joint. Clin Orthop Relat Res 1979;144:9–15.

29. Cistac C, Cartier P. Diagnostic et traitement des desequilibres rotuliens du sportif. J Traumatol Sport 1986;3:92–7.

30. Aglietti P, Insall JN, Cerulli G. Patellar pain and incongruence. I: measurements of incongruence. Clin Orthop Relat Res 1983;176:217–24.

31. Phillips BB. Recurrent dislocations. In: Canale ST, editor. Campbell's operative orthopaedics. St Louis (MO): Mosby; 2003. p. 2377–449.

32. Balcarek P, Jung K, Frosch KH, et al. Value of the tibial tuberosity-trochlear groove distance in patellar instability in the young athlete. Am J Sports Med 2011;39(8):1756–61.

33. Simmons E Jr, Cameron JC. Patella alta and recurrent dislocation of the patella. Clin Orthop Relat Res 1992;274:265–9.

34. Blackburne JS, Peel TE. A new method of measuring patellar height. J Bone Joint Surg Br 1977;59:241–2.

35. Lancourt JE, Cristini JA. Patella alta and patella infera. Their etiological role in patellar dislocation, chondromalacia, and apophysitis of the tibial tubercle. J Bone Joint Surg Am 1975;57:1112–5.

36. Insall J, Salvati E. Patella position in the normal knee joint. Radiology 1971;101: 101–4.

37. Caton J, Deschamps G, Chambat P, et al. Patella infera. Apropos of 128 cases. Rev Chir Orthop Reparatrice Appar Mot 1982;68:317–25.

38. Ramappa AJ, Apreleva M, Harrold FR, et al. The effects of medialization and anteromedialization of the tibial tubercle on patellofemoral mechanics and kinematics. Am J Sports Med 2006;34:749–56.

第2章　髌股关节体格检查

Jonathan D. Lester，Jonathan N. Watson，Mark R. Hutchinson

关键词

- 髌股关节　● 体格检查　● Q角　● 髌股关节疼痛综合征
- 研磨试验　● 髌骨推移试验

关键点

- 髌股关节的体格检查并不简单。
- 尽管急性损伤例如髌骨骨折、肌腱断裂很容易诊断，但是很多慢性损伤如髌骨半脱位、髌股关节疼痛综合征因为在检查结果上表现不明显而很难明确诊断。
- 同时，引发髌股关节问题的原因有很多，只有明确诊断才能制定有效的治疗方案。
- 此外，膝关节周围的其他结构病变也可能引发膝关节前方疼痛，容易被误诊为髌股关节异常。因此，全面的膝关节体格检查必须包括髌股关节检查。
- 全面系统的髌股关节检查有助于提高患者的治疗效果。

引言

　　虽然髌股关节乍看起来似乎很简单，但病损类型多样，且涉及各种潜在的致病或影响因素从而使其诊断困难。全面的检查并不容易，因为这些因素既可能来源于髌股关节本身，也可能来源于身体的其他部位；既可能是静态的，也可能是动态的，还可能跟体位相关。更复杂的是，许多体格检查结果表现并不明显，也可能并不完全或不直接与症状相关。因此，临床经验很重要；膝关节检查时常规进行髌股关节检查也有助于临床医生明确问题所在。最重要的是检查必须是系统的、完整的、详细的，从而有助于临床医生确定所有的致病因素、制定有效的治疗方案、提高患者的治疗效果。

　　在许多骨科病例中，详细的病史询问结合髌股关节检查是非常有用的。体格检查的意义与其对应的症状是直接联系的。了解关于症状的发生时间、部位、特点，以及诱发或缓解因素将有助于诊断。在做出髌股关节结构性病损的诊断之前，一个好的临床医生通常需要确认患者没有感染症状，如发烧、寒战、局部红肿等，同时询问患者其他关节的受累情况，以除外全身性或风湿性疾病。夜间痛则是一种典型的警示信号，提示肿瘤的可能。如果这些问题出现的可能性较低，就可以考虑典型的肌肉骨骼病变。

膝前疼痛是一种很常见的非特异性的可能与软骨损伤、腱病、骨损伤、关节不稳相关的主诉。髌骨软化症的经典表现包括膝前疼，并且在长时间取坐姿后不适加重，如坐在影院、坐飞机、坐长途车旅行。爬楼梯或者深蹲时，髌骨软化症或者髌股关节病常加重。肌腱炎患者常在急起或跳跃时出现伸肌装置方向的疼痛加重。髌股关节不稳的患者常自诉膝关节打软无力、不稳定感、感觉他们的膝关节要脱出或膝关节脱位史。因此，详细的病史询问有助于缩小鉴别诊断范围，从而更有针对性地进行详细的体格检查。

对每个患者都应该做全面的检查，这样才能不断积累经验、迅速地鉴别髌股关节各种细微的病变。髌股关节的检查应该包括步态和整体下肢力线。所有下肢的检查还应该包括对腰椎和神经系统的评估，从而鉴别与其相关的神经根痛和牵涉痛。全面的膝关节检查必须包括对髋关节和核心功能的评估，特别是对于未成年患者有可能因为髋关节异常而引起膝关节的牵涉痛，如股骨头骨骺滑脱或者 Legg-Calves-Perthes。力线、核心力量及运动功能的评估对于女性患者同样非常重要，有助于鉴别髌股关节病因、制定有效治疗方案。

概述

尽管因个人习惯不同，检查步骤也有所不同，但总的来说应该使用一种系统的方式进行检查，以便不忽略任何步骤。作者推荐根据患者体位来进行髌股关节检查方式：①站立位；②坐位；③仰卧位。每种体位下的检查应该首先从视诊开始（包括静态和动态的观察），然后是触诊，最后完成特殊的专科检查，逐一排查可能引起髌股关节相关主诉的常见诊断。

站立位

髌股关节站立位的检查部分包括静态观察以及深蹲和步态的动态观察。此过程需要嘱咐患者更换外裤显露膝关节、脱掉鞋袜（有助于观察足部力线，特别是注意观察是否有扁平足，这些都可能和膝关节疼痛有关）。

首先是大体观察是否有擦伤、红肿、创伤后或者术后瘢痕，然后观察双脚并拢后的下肢力线，患者是否有明显的膝内翻或者膝外翻畸形。我们通常根据 Q

角定量评估力线，即髂前上棘至髌骨的连线与髌骨至胫骨结节中心连线的夹角
（图 1）。Q 角越大代表髌骨的侧方应力越大，理论上这会增加髌骨半脱位、脱位和髌股运动轨迹紊乱的风险，并与髌股关节疼痛综合征（PTFS）有关。下肢任一位置的力线不良都可以引起 Q 角的增加。所以不仅要观察膝关节是否有外翻，还要注意观察股骨颈前倾、胫骨外旋和后足外翻。有文献报道 Q 角大于 16° 是导致 PTFS 的一个危险因素 [1, 2]。但是也有研究发现 Q 角和 PTFS 或者髌股半脱位并没有相关性 [3]。研究结果的差异可能是由于不同观察者测量 Q 角的一致性较差。如果髌骨出现半脱位，测量结果会偏低。如果患者的下肢在髋部内旋，测量结果将会偏高。为了提高测量结果的一致性，有人提出在屈膝状态下测量 Q 角。不管怎样，最重要的是临床医生需要正确认识到下肢力线对髌股关节功能的重要作用。

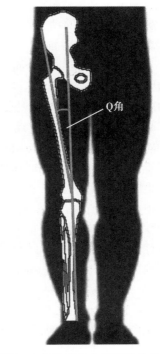

图 1　Q 角即髂前上棘至髌骨的连线与髌骨至胫骨结节中心连线的夹角

　　静态站立位还能观察到双下肢的长度差异。检查者应该从患者后面评价髂棘的高度。通过测量髂前上棘至内踝的距离来测量下肢的长度。在静态站立位测量膝关节时，同时注意髌骨的高度。高位髌骨可能与不稳相关，低位髌骨可能与髌骨软化症相关。侧方观察则有利于观察患者是否存在伸膝受限（可能与髌股关节病相关）或者膝关节过伸（可能提示全身性的韧带松弛和髌骨不稳）。

　　接下来是动态观察，包括步态、单脚深蹲和双脚深蹲。深蹲过程中出现力线紊乱可能提示臀部肌肉（核心力量）或者股四头肌（特别是股内斜肌）无力，并在踝关节运动控制能力减弱时加重。动力控制差时会加重。此前的研究显示，肌肉动力差的患者常伴有骨盆下垂、髋关节内收、髋关节内旋、膝关节外展、胫骨外旋、踝关节旋前，引发髌股关节疼痛综合征 [4-6]。虽然大家都认为股四头肌力量减弱与与髌股关节疼痛综合征相关，但研究发现髋外展肌和外旋肌的病变可能发挥更加重要的作用 [7]，腘绳肌紧张也可能与髌股关节疼痛综合征相关 [8-10]。

　　观察髌骨时应注意观察髌骨实际的运动轨迹，特别是观察是否产生 J 征，即在屈膝时，髌骨因为内侧拉力进入股骨滑车，而当膝关节伸直时，内侧拉力减弱或外侧拉力增大造成内外侧拉力不平衡，髌骨在接近完全伸直时脱离滑车沟

向外侧滑动，偏离轨迹[11]。下蹲时触诊髌骨发现有捻发音和摩擦感时则可能提示髌股关节炎和髌骨软化。

最后，站立位的动态髌股关节评估是进行简单的步态观察。从前方和后方观察患者在平地上往前走、往后退、用脚尖走、用脚跟走的步态。后面两个部分是对下肢整体功能的一个简单评估。而往后退的步态评估是评价患者的依从性，因为假装一个蹒跚后退步态是很困难的。总之，步态分析最重要的是从患者的前方和后方两个方向观察患者步态。

减痛步态或者跛行常反映疼痛、运动功能障碍、下肢不等长或核心力量减弱。对侧骨盆倾斜（即 Trendelenburg 步态）则可见于髋外展肌障碍。一些患者可能不能伸直膝关节，出现股四头肌无力步态，提示伸肌装置异常。步态分析时如果出现阳性表现，应该在后续坐位和仰卧位时进行更有针对性的体格检查。

正如前面所说，通过采集病史排查可能引起膝前痛的全身性病变如感染、风湿疾病或肿瘤等非常重要。此外，与髌股关节相关的另一个全身性因素是全身性韧带松弛，这也可能与髌股关节疼痛综合征相关[9、12、13]。全身性韧带松弛的诊断可以通过病史（询问患者其他关节的脱位情况或是否感觉自己的关节"像两个关节"）和体格检查完成。Beighton 评分的全身性韧带松弛诊断标准包括：膝关节完全伸直、躯干前屈时手掌可以触地；小指被动背屈超过 90°；被动对合拇指触及前臂掌面；肘关节过伸超过 10°；膝关节过伸超过 10°（框1）。

框1
Beighton 评分标准

1. 双膝完全伸直、身体前屈，手掌能够触及地面
2. 小指被动背屈超过 90°
3. 被动对合拇指触及前臂掌面
4. 肘关节过伸超过 10°
5. 膝关节过伸超过 10°

2～5 项每侧都能做到一项记 1 分，总共 9 分。4 分以上表示关节过度活动。

坐位

患者屈膝坐在检查台上。首先观察膝关节的异常表现，如与健侧肢体对比观察患者的皮肤色泽及肿胀。文献证明股内侧肌股在维持髌骨稳定上发挥重要作用[14、15]。坐位时通常能观察到股四头肌特别是股内侧肌的大小，还可使用量尺在固定点测量双侧的腿围进行对比。

在坐位时观察髌骨的位置同样重要。如果髌骨向外侧移位，出现"蝗虫眼"

征，表明髌骨的外侧拉力过大。髌骨的高度推荐从侧方观察。正常时髌骨近端应该和股骨远端皮质平齐。出现异常的髌骨低位时，可能提示股四头肌肌腱断裂。出现异常的高位髌骨时，髌骨向前倾斜，可能提示髌腱断裂。另外，先天性高位髌骨在屈膝时髌骨在滑车上移动的时间增加，从而增加髌骨半脱位的风险。同时观察胫骨结节和髌骨之间的夹角（屈膝 Q 角）。正常人此夹角大约为 4°。夹角增大代表胫骨外旋畸形，导致髌骨运动轨迹紊乱[16]。但测量胫骨结节偏移最好的方法不是体格检查，而是测量 CT 上胫骨结节 / 滑车沟距离（TT-TG）。

接下来是测量膝关节的主动和被动活动范围，并与对侧值进行对比。如果主动伸膝范围小于被动伸膝范围，即伸肌滞后，提示伸肌装置异常或者肌肉力量减弱。通常膝关节的任何明显损伤都可能减少主动伸膝范围，是仅次于疼痛的常见症状。此时关节内注射麻醉药物能帮助鉴别主动伸膝受限的原因。被动伸膝范围减少可能由关节内结构异常或膝关节周围肌肉紧张引起。单一肌肉的紧张大部分将会在仰卧位时检查，但是腓肠肌紧张则是在坐位时通过 Silfverskiöld 检查法检查。伸膝位踝关节背屈时紧张，而当膝关节屈曲时此肌肉紧张消失则为阳性。

主动活动范围内同时观察髌骨是否突然出现向外侧的位移、脱离滑车，即 J 征，并推荐检查者将一只手放在髌骨检查主动活动范围过程中是否有捻发音和摩擦感[16]。Johnson 和他的同事发现 40% 无症状的女性患者在膝关节活动时存在髌股捻发音。当捻发音是新近出现的、疼痛的、非对称时最具有特异性。股四头肌和腿部肌力通过抗阻屈伸膝关节检查，并与对侧值进行对比。

仰卧位

髌股关节体格检查的重头戏在仰卧位进行。首先，检查膝关节是否有积液从而排除关节内病变。大量积液的典型症状是髌上囊肿胀，但是积液量少或者肥胖患者可能比较难判断。此时检查者可向外侧或内侧挤压可疑的肿胀以观察是否有液体流动。对于微量积液，可向远端或近端挤压，像挤牛奶一样，这时可从内侧和外侧观察到轻微的肿胀。

触诊是定位膝前痛来源最可靠的方法（图 2）。从近至远触诊伸膝装置。首先是触诊股四头肌腱及其在髌骨上方的止点。压痛代表股四头肌腱炎，不过在极罕见的情况下，髌骨上极的特异性压痛也可能提示骨软骨炎。触诊股四头肌腱有缺损时怀疑肌腱断裂。接下来触诊髌骨。髌骨压痛代表髌骨骨折或者有症状的二分髌骨。

接下来，触诊髌腱及其在下极的止点。为了提高髌骨下极的触诊效率，检查者应该先向后压髌骨上极，这样使髌骨下极向前倾斜，从而更方便触诊。该

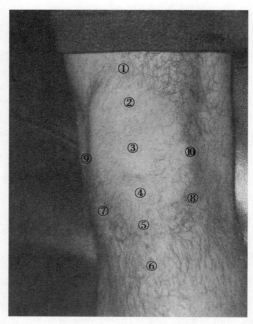

图 2 膝关节触诊的要点包括：①股四头肌腱，②髌骨上极，③髌骨，④髌骨下极，⑤髌腱，⑥胫骨结节，⑦内侧关节线，⑧外侧关节线，⑨内侧支持带，⑩外侧支持带

部位的压痛、肿胀及发热提示髌腱炎，也被称为跳跃膝。儿童髌骨下极压痛可能代表骨软骨炎，即 Sinding-Larsen-Johansson 病。如果触摸到髌腱缺损可能提示髌腱断裂。沿髌腱方向的压痛和肿胀可能代表髌腱炎和髌上囊炎。接下来触诊胫骨结节，未成年患者此处有压痛或观察到骨性凸起则提示胫骨结节骨突炎，即 Osgood-Schlatter 病。成年患者胫骨结节上的压痛可能代表滑囊炎或者因为儿时 Osgood-Schlatter 病残留的骨性凸起。

触诊前方关节线。首先，触诊髌腱内外侧的 Hoffa 脂肪垫。该处压痛由脂肪垫感染引起。然后触诊内外侧支持带。外侧支持带压痛常出现于慢性髌骨排列不齐的患者，而内侧支持带压痛特别是髌股内侧韧带及其止点压痛则常见于髌骨脱位患者，有时还能提示内侧支持带缺损（但敏感性不强）[11, 17]。接下来卷曲手指触及内侧髌骨和股骨收肌结节之间的滑膜褶皱触诊滑膜皱襞。此时产生的疼痛与激惹内侧滑膜皱襞一致。当行外侧 McMurray 检查时，可加重内侧滑膜皱襞的疼痛，当行内侧 McMurray 检查时则症状减轻或者无明显影响。

然后通过倾斜髌骨卷曲手指触诊髌骨的内外侧关节面。压痛可能代表关节损伤。然而，由于正常人髌后触诊也可能出现疼痛，因此需与对侧进行对比。

膝关节周围的其他结构也能产生类似的髌股症状和膝前疼痛，因此，这些结构的触诊也非常重要。鹅足滑囊炎、髂胫束肌腱病、半月板撕裂以及儿童骨髌损伤可以分别通过触诊鹅足止点、Gerdy 结节、内侧和外侧关节线及股骨远端骨髌来评估。

触诊完相关结构之后，行髌股关节病损的特异性检查。推荐按照病损的类型进行检查，如不稳、关节病、肌腱病伴肌肉紧张。

稳定性可通过髌骨推移试验和髌骨恐惧试验进行检查，即屈膝 20 度位向内侧和外侧推移髌骨。值得注意的是，95% 的髌骨不稳都是偏向外侧的，而内侧不稳常常是由于医源性因素引起。内侧移位少于髌骨宽度的 1/4 提示外侧紧张，而内外侧任一方向偏移 3/4 则提示髌骨过度活动（图 3）。Tanner 和他的同事们发现[18]，与直接向外侧推移髌骨相比，推移试验中向远端外侧推移髌骨对于诊断内侧髌股韧带损伤敏感性更高。如果患者有害怕的感觉或感觉到髌骨外侧平移并要脱位，则代表恐惧试验阳性，提示髌骨不稳。

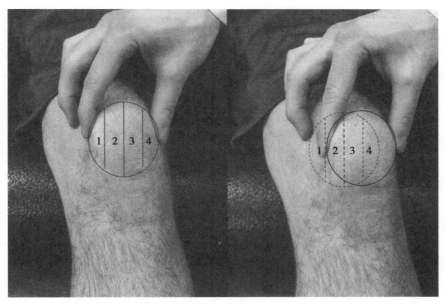

图 3 髌骨滑行试验通过将膝盖弯曲到 20° 并将其向内侧和外侧平移髌骨来进行。内侧移位少于髌骨宽度的 1/4 提示外侧紧张，而内外侧任一方向偏移 3/4 则提示髌骨过度活动

评估髌股关节紧张的另一种方法是髌骨倾斜实验。伸直膝关节，检查者将手指放于髌骨内侧向后按压，从而使髌骨外侧被动向前抬起，如不能使髌骨外侧关节面提升至水平面或稍高于水平面则表明外侧支持带过度紧张。髌骨倾斜试验非常重要，是行外侧支持带松解术缓解髌股疼痛的唯一有效指标。检查者然后在外侧重复此过程，检查内侧支持带的紧张度。

髌股关节病的检查可通过压髌试验评估关节炎或继发于髌骨脱位的软骨损

伤。患者屈膝时直接按压髌,如果疼痛加重则为阳性,而疼痛最严重时的屈膝角度有助于确定髌骨软骨或滑车软骨损伤的具体部位。由于髌骨外侧移位常常和内侧关节面损伤有关,作者发现在髌骨活动范围内托住髌骨内侧或外侧,从而使受损部位减压,将有助于判断髌骨不稳矫正手术是否能改善症状。压髌试验的另一种方法是在患者仰卧位膝关节伸直放松时,检查者阻抗髌骨上移,并嘱患者收缩股四头肌,如果出现髌骨下方疼痛加重可再次确诊髌股关节炎。

最后,一套完整的髌股关节检查还需要评估膝关节周围肌肉的紧张度,因为它们能够增加髌股关节的压力导致髌股关节异常。紧张肌肉群的辨别有助于选择合适的治疗方法。腘绳肌腱的紧张度通过测量腘窝角来评估:髋关节屈曲 90 度,膝关节尽可能地伸展,然后测量膝关节角度。股四头肌腱的紧张度在俯卧位膝关节极度屈曲的状态下评估。髂腰肌和股直肌的紧张度采用改良 Thomas 试验来评价,患者躺在检查床的边上。双髋屈曲贴胸壁,患者双手抱住健侧的下肢。检查者帮助固定健侧下肢,嘱患者伸展患侧髋关节并保持膝关节屈曲。若下肢不能达到水平线,则代表髂腰肌或者股直肌紧张。如果肌肉紧张在伸膝时缓解,则代表股直肌紧张。该位置还可观察在髋关节活动过程中是否出现疼痛,以鉴别膝关节疼痛是否来源于髋关节的牵涉痛。髂胫束的紧张度通过患者健侧卧位行 Ober 检查来评价。屈膝伸髋,内收大腿防止髋旋转。当髂胫束紧张时,患者很难将大腿内收至水平线。最后,检查膝关节和髋关节的柔韧度,从而有助于制定针对性的康复计划,并提高髌股关节病损的预后。

总结

髌股关节的体格检查并不简单。尽管急性损伤例如髌骨骨折、肌腱断裂很容易诊断,但是很多慢性损伤如髌骨半脱位、髌股关节疼痛综合征因为在检查结果上表现不明显而很难明确诊断。同时,引发髌股关节问题的原因有很多,只有明确诊断才能制定有效的治疗方案。此外,膝关节周围的其他结构病变也可能引发膝关节前方疼痛,容易被误诊为髌股关节异常。因此,全面的膝关节体格检查必须包括髌股关节检查。全面系统的髌股关节检查有助于提高患者的治疗效果。

参考文献

1. Earl JE, Vetter CS. Patellofemoral pain. Phys Med Rehabil Clin N Am 2007;18: 439–58.
2. Messier SP, Davis SE, Curl WW, et al. Etiologic factors associated with patellofemoral pain in runners. Med Sci Sports Exerc 1991;9:1008–15.
3. Post WR. Clinical evaluation of patients with patellofemoral disorders. Arthros-

copy 1999;15:841–51.

4. Ireland M, Willson J, Ballantyne B, et al. Hip strength in females with and without patellofemoral pain. J Orthop Sports Phys Ther 2003;33:671–6.

5. Powers C. The influence of altered lower-extremity kinematics on patellofemoral joint dysfunction: a theoretical perspective. J Orthop Sports Phys Ther 2003;33: 639–46.

6. Riegger-Krugh C, Keysor J. Skeletal malalignments of the lower quarter: correlated and compensatory motions and postures. J Orthop Sports Phys Ther 1996;2:164–70.

7. Prins MR, van der Wurff P. Females with patellofemoral pain syndrome have weak hip muscles: a systematic review. Aust J Physiother 2009;55:9–15.

8. White LC, Dolphin P, Dixon J. Hamstring length in patellofemoral pain syndrome. Physiotherapy 2009;95:24–8.

9. Witvrouw E, Lysens R, Bellemans J, et al. Intrinsic risk factors for the development of anterior knee pain in an athletic population. A two-year prospective study. Am J Sports Med 2000;28:480–9.

10. Smith AD, Stroud L, McQueen C. Flexibility and anterior knee pain in adolescent elite figure skaters. J Pediatr Orthop 1991;11:77–82.

11. Fulkerson JP, Kalenak A, Rosenberg TD, et al. Patellofemoral pain. Instr Course Lect 1994;41:57–71.

12. Al-Rawi Z, Nessan AH. Joint hypermobility in patients with chondromalacia patellae. Br J Rheumatol 1997;36:1324–7.

13. Barber Foss KD, Ford KR, Myer GD, et al. Generalized Joint laxity associated with increased medial foot loading in female athletes. J Athl Train 2009;44:356–62.

14. Bose K, Kanagasuntherum R, Osman M. Vastus medialis oblique: an anatomical and physiologic study. Orthopedics 1980;3:880–3.

15. Witvrouw E, Lysens R, Bellemans J, et al. Open versus closed kinetic chain exercises for patellofemoral pain. A prospective, randomized study. Am J Sports Med 2000;28:687–94.

16. Johnson LL, van Dyk GE, Green JR 3rd, et al. Clinical assessment of asymptomatic knees: comparison of men and women. Arthroscopy 1998;4:347–59.

17. Merchant AC. Patellofemoral malalignment and instabilities. In: Ewing JW, editor. Articular cartilage and knee joint function: basic science and arthroscopy. New York: Raven Press Ltd; 1990. p. 79–91.

18. Tanner SM, Garth WP Jr, Soileau R, et al. A modified test for patellar instability: the biomechanical basis. Clin J Sport Med 2003;13:327–38.

第 3 章　髌股关节影像学

Stephen Thomas，David Rupiper，G. Scott Stacy

关键词

- 磁共振成像　　● 髌股关节　　● 髌骨不稳　　● 髌骨排列不齐

关键点

- 髌股关节是一个复杂的关节，依靠骨组织和软组织结构之间的相互作用来维持膝关节的灵活性和稳定性之间的平衡。
- 髌股关节紊乱可能导致膝前疼痛。
- 膝关节影像学检查对膝关节疼痛的评估非常重要。

引言

　　髌股关节（patellofemoral，PF）是一个复杂的关节，通过一系列动力性和静力性结构来维持它的功能和稳定。髌股关节疾病容易引发膝前疼痛（anterior knee pain，AKP）。文献报道青少年人群中患病率约在 20%～40% 之间，而运动员发病率则更高 [1]。膝前疼痛是一种常见的症状，约占骨科和肌肉骨骼系统门诊患者的 10%[2]。髌股关节的生物力学特性非常复杂，将股四头肌的拉伸应力传导至髌腱。髌骨将股四头肌产生的分散的力集中起来，并将股骨周围的张力传导至髌腱。在膝关节的整个运动范围内，髌骨通过增加伸膝运动力臂，提高了伸膝装置的力学优势 [3]。膝关节影像学检查对膝关节疼痛的评估非常重要。

膝关节影像学

X 线成像

　　传统的放射摄影是评价膝关节疼痛的首选影像学检查方法。标准的膝关节 X 线摄影检查包括正位片、侧位片和轴位片。正位片为前后方向投照，肢体可负重或不负重，对髌骨的评价意义不大。侧位片通常采取侧卧位膝关节轻度屈曲（约 30°），创伤患者也可以在垂直的检查台进行。轴位片（通常被称为"朝阳"相）也常用来评估髌股关节，包括髌骨形态、相对于滑车的髌骨大小和滑车沟角。可使用不同的拍摄体位。最普通的方法是"merchant"相，患者膝关节置于床旁，屈曲 45°，X 线方向与股骨呈 30° 自上而下投照[4]。而"Laurin"技术是在膝关节屈曲 20° 时由下向上的轴位像。由于髌骨半脱位通常发生在膝关节屈曲 20°～30° 之间[5]，因此该方法对髌骨半脱位的评估更为敏感。

磁共振成像

　　磁共振成像（MRI）具有优越的软组织分辨率、多平面成像的能力，是观察髌股关节非常好的检查方法。髌骨的 MRI 成像利用专用的多通道膝关节线圈进行，最好使用高场单元（> 1.5T）。标准序列应包括脂肪抑制序列，能更好地利用灰度的全动态范围，从而提高骨髓水肿和积液情况的显示[6]。

　　中间回波时间二维非脂肪抑制快速自旋回波图像［这个推荐找影像科的大夫再确认一下］则可有效增加中信号强度的关节软骨、低信号强度纤维软骨和高信号强度的滑液之间的对比度，实现软骨的灰度分层成像（图 1），与软骨分区解剖相对应[7]。新三维快速自旋回波技术或脂肪抑制 T1 加权回波序列可进行定量自动或半自动软骨成像[8]。

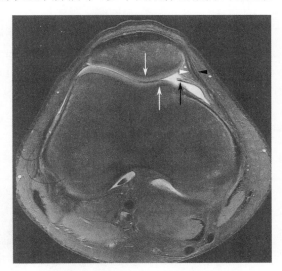

图 1　膝关节脂肪抑制质子密度加权横断面 MRI 显示正常髌骨和滑车软骨（白色箭头）。注意软骨的灰度分层，接近软骨下骨的放射区为低信号，而接近关节表面的移行区信号增高。同时注意内侧髌股韧带远端部分（白色三角）、股内侧斜肌肌腱纤维（黑色三角）和髌内侧滑膜皱襞（黑色箭头）

解剖

髌骨解剖与变异

　　髌骨是人体最大的籽骨。髌骨关节面位于髌骨近端三分之二，共有七个面。膝关节屈曲大于 90° 时髌骨发生旋转，位于内侧髌骨的奇数关节面卷入股骨内侧髁。髌骨的远极与髌腱相连，将股四头肌的力量传递给胫骨[9]。

　　髌骨关节面的大小因人而异。从轴位片来看，约三分之二的人外侧关节面比内侧关节面长[10]。Wiberg 10 分型标准常根据内侧和外侧髌骨关节面的大小将髌骨分为三型。Wiberg Ⅰ型髌骨（约 10%）内、外侧关节面大小几乎相等；Wiberg Ⅱ型髌骨（约 65%）是最常见的类型，内侧关节面水平或微凸；Wiberg Ⅲ型髌骨（约 25%）是第二常见的髌骨形态，内侧关节面凸起，并比外侧关节面窄[9]。

目前已报道多种关于髌骨的解剖变异。大小的变异包括髌骨肥大、髌骨窄小。形状的变异包括猎人帽状、半月状、卵石状和 Baumgartl 新型（内侧关节面凸起，是 Wiberg Ⅲ型的变异体）[9]。此外还有再生障碍、发育不全、二分或多分髌骨、副髌骨等其他变异。

二分髌骨

二分髌骨是一种常见的影像学表现，约 2% 的个体具有二分髌骨，是二次骨化中心与髌骨体融合失败所致。二分髌骨中 40% 同时发生于两侧膝关节，男性发生率是女性的 9 倍多。二分髌骨分三种类型。Ⅰ型位于髌骨下极，Ⅱ型位于外侧缘，Ⅲ型最常见，位于外上像，嵌入股外侧肌中[11]。大多数二分髌骨没有症状，只是在偶然的情况下发现髌骨在形态上有分离，但关节软骨仍保持完整。如果出现过度使用或急性损伤，软骨结合部可能会部分或完全断裂，出现活动异常、摩擦，并引发水肿（图2）[12]。

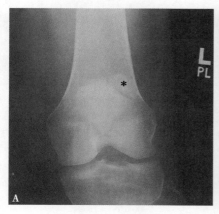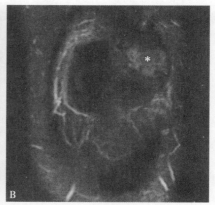

图2 二分髌骨。（A）前后位膝关节 X 线片显示沿髌骨外上方的未融合骨化中心（星号）。（B）髌骨脂肪抑制 T2 加权冠状位 MRI 显示在未融合骨化中心的水肿（星号）。这种水肿可能与二分髌骨患者的疼痛有关

髌骨背侧缺损

髌骨背侧缺损是一种位于外上像的边界清晰的良性软骨下损伤，人群中发生率约 1%。该病变在 X 线片上特征明显，有一透 X 线的圆形焦点，周围环绕

硬化边，大小直径从 4mm 到 26mm 不等。在 MRI 上，覆盖关节的软骨完整，有时可见增厚填补软骨下缺损（图 3）[11]。

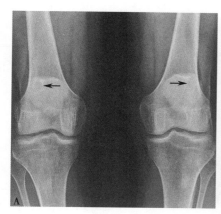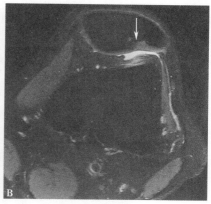

图 3　髌骨背侧骨缺损。（A）前后位膝关节 X 线片显示在左、右髌骨的外上方一个小的圆形透亮区（箭头）。（B）膝关节脂肪抑制质子密度加权横断面 MRI 显示缺损处填充软骨（箭头）

髌骨软骨

磁共振成像特别是高场 MRI 可以准确地评估髌骨软骨。软骨形态和软骨下骨疾病可使用二维质子密度加权、中间加权和 T2 加权快速自旋回波序列；三维扰相梯度回波或快速小角度激发梯度回波序列；以及双回波稳态序列[13]。髌骨软骨厚度比大部分其他关节的关节软骨厚，约 4～5mm[14]。

滑车

滑车是由股骨沟的内、外侧关节面形成的。在髌骨沟软骨表面形成一个类似隧道的轨道，髌骨在膝关节屈曲运动时在这一轨道上面滑动。股骨髁帮助稳定髌骨，防髌骨向侧方滑动[14]。滑车由近端到远端加深。股骨滑车面关节软骨厚度等于髌骨软骨关节面或比其薄 2～3mm。内侧滑车面软骨较外侧滑车面软骨薄。外侧滑车软骨向近端延伸更远[15]。

股四头肌腱

股四头肌腱是由股直肌形成的浅层、股内侧肌和股外侧肌形成的中间层、股中间肌形成的深层的筋膜共同形成的肌腱。在矢状面和轴向非脂肪抑制自旋回波序列中，正常的股四头肌肌腱具有不同的层状表现。6% 的情况下 4 个不同肌肉来源的筋膜显示为 4 个独立的层；56% 的情况股内侧肌和股外侧肌融合形成中间层，即股四头肌腱分为三束；30% 为浅层和中层融合，从而与深层形成两束；8% 所有层纤维都融合成一束[16]。股四头肌腱所有层纤维在髌骨止点处融合（图4）。来源于股直肌、位于股四头肌腱最前方的纤维在髌骨前方交融，形成腱膜连接到髌腱，提供纵向和横向拉伸支撑系统结构。从生物力学上来看，股四头肌腱与髌骨是膝关节主动和被动伸肌机制的主要组成部分[17]。

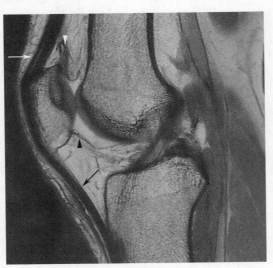

图4　膝关节中间加权矢状位 MRI 显示正常股四头肌肌腱条状外观（白色箭头）、正常髌腱（黑色箭头）、滑膜皱襞部（白色三角）和髌下皱襞（黑色三角）

髌腱

髌腱是股四头肌肌腱的延续，主要由经过髌骨前方来源于股直肌的腱性部分组成，止于胫骨结节（见图4）。髌腱是冠状面上的主要约束结构，限制髌骨近端活动不超过 10mm[18]。正常的髌腱前后厚度小于股四头肌腱。

内侧髌骨软组织约束装置

附着到髌骨内侧的软组织约束装置发挥着重要的作用，它可以防止通过伸膝机制传递过来的力量导致髌骨外侧脱位。文献中有关膝关节内侧支持结构的描述并不一致，在这里不做详细讨论。Warren 和 Marshall 的模型将膝关节内侧支持结构分为 3 层：浅层（Ⅰ层）包括小腿筋膜。中间层（Ⅱ层）包括内侧副韧带（MCL）的表层部分以及内侧髌股韧带（MPFL），从髌骨内侧边缘呈扇形沿内上髁延伸至股骨，是内侧重要的静力性韧带约束结构。内侧髌股韧带在髌骨附着处与髌骨内侧支持带融合，然后附着于髌骨内侧缘。深层（Ⅲ层）由关节囊和内侧副韧带的深部组成[19]。

轴位和冠状位 T2 加权快速自旋回波或梯度回波脉冲序列 MRI 很好的显

示了髌骨内侧支持带和内侧髌股韧带（见图 1）。内侧髌股韧带髌旁三分之一有股内斜肌的参与，从而在 MRI 上显示髌骨端止点较粗，且清晰度高容易辨识。MPFL 股侧三分之一韧带较薄，可能无法清楚地描述 [20]。股内侧肌起于股骨内侧止于髌骨近端部分，是主要的动力性约束结构 [21]。

膝关节滑膜皱襞

目前认为膝关节由 3 个间室组成，即内侧间室、外侧间室和髌上间室，不同间室由滑膜间隔分区。滑膜皱襞是由滑膜褶皱形成的正常结构，是滑膜的残余组织 [22]。

髌上滑膜皱襞从股骨干骺端前部的滑膜斜行向下到股四头肌肌腱的后方，插入髌骨上方（见图 4）。在膝关节屈曲时可能撞击滑车上内侧角的软骨 [22]。

髌下皱襞是最常见的膝关节滑膜皱襞。在 MRI 上作为一种线性低信号结构很容易辨认，起于髁间窝前方，在矢状位图像上平行于前交叉韧带（ACL）通过髌骨下极的 Hoffa 脂肪垫（见图 4）[23]。

髌内侧滑膜皱襞起于膝关节的内侧壁，倾斜向下，止于髌下脂肪垫（见图 1）。如果髌内侧滑膜皱襞覆盖股骨内侧髁的前表面，可导致髁和髌骨之间形成撞击，引发症状 [24]。

髌骨外侧皱襞是极少见的膝关节皱襞。它起于腘肌裂孔的侧壁并附着于髌下脂肪垫。髌骨外侧皱襞非常薄，一般位于髌骨外侧 1～2cm 处 [22]。

髌骨倾斜

髌骨倾斜角是髌骨内外侧边缘连线与水平线的夹角。异常的髌骨倾斜可伴有或不伴有髌骨移位。髌骨过度外侧倾斜较髌骨半脱位更容易产生症状。从前认为异常髌骨倾斜是髌骨脱位的诱发因素，由股内侧斜肌功能不全造成。但是目前通常认为异常髌骨倾斜是多因素相互作用的结果，包括滑车和髌骨的形状以及它们的匹配性、内侧稳定结构功能不全等 [25]。髌骨过度外侧倾斜还可能与髌骨运动轨迹紊乱、脱位病史、外侧高压综合征、外侧支持带过紧等有关 [21]。

轴位片

外侧髌股角是髌骨外侧关节面与股骨内外侧髁前缘连线之间形成的夹角。通常这个角度大于 8°，开口向外。如果两线平行或开口向内则代表髌骨外侧倾斜，尽管不具特异性，仍可提示曾有过脱位病史（图 5）[14, 25]。

PF 指数是指内侧关节间隙宽度（M）与外侧关节间隙宽度（L）的比值（M/L）。通常情况下，PF 比值小于或等于 1.6。大于 1.6 则为异常，提示髌骨外侧倾斜（见图 5）[25]。

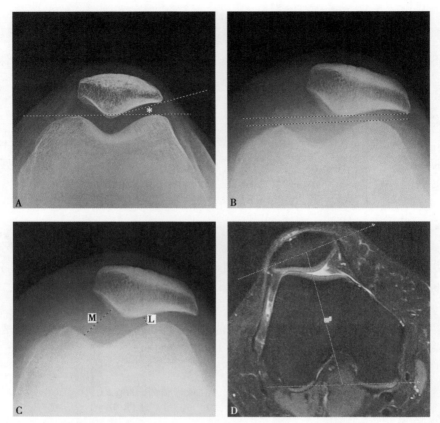

图5 髌骨倾斜。（A）膝关节轴位片显示正常侧 PF 角（星号）开口向外。（B）另一患者的膝关节轴位片显示髌骨外侧关节面与股骨内外髁前缘连线平行，说明髌骨外侧倾斜。（C）与（B）中所示同一患者的轴位片显示内侧关节间隙（M）相对于外侧关节间隙（L）增宽，导致 PF 指数增高，表明髌骨外侧倾斜。（D）膝关节脂肪抑制质子密度横断面 MRI 显示，髌骨轴与股骨髁后方切线间存在 20° 的髌骨外侧倾斜角（正常＜10°）

侧位片

如果拍摄体位得当，侧位 X 线片上股骨内外侧髁的后缘重叠，显示最后方结构为髌骨的中间嵴，其前方则是外侧关节面。随着髌骨外侧倾斜程度的加重，这些结构彼此重叠，这时中间嵴在前，外侧关节面在后[14]。

MRI

膝关节轴向 MRI 上同样可以定量分析髌骨倾斜角度，方法与 X 线片类似。MRI 评估髌骨倾斜角度还有一种方法，即测量髌骨内外侧边界通过髌骨轴中心的连接线与股骨后髁切线的夹角。这种方法与临床检查更接近（见图5）[21]。MRI 上倾斜角大于 10° 的患者在体格检查中表现出明显的倾斜，而倾斜角度不到 10°的患者,体格检查时倾斜不明显[25]。

髌骨脱位(半脱位)

髌骨脱位的评估可通过测量轴位 X 线片上的相称角获得。首先测量沟角,即股骨髁间沟最深点与内、外侧髁最前方的连线所形成的夹角。然后从沟角的顶点出发绘制两条线:一条平分沟角(参考线);另一条经髌骨的顶点。这两条线的夹角就是相称角。如果经髌骨顶点的线位于参考线的外侧,相称角的值为正。正常人平均相称角为 −6°(标准差为[SD]±11°)(图 6)[25]。

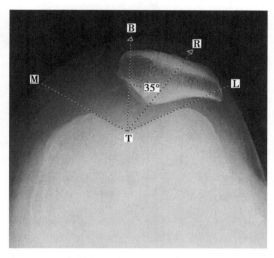

图6 髌骨半脱位。膝关节轴位片显示沟角(MTL)和角平分线 BT。相称角是 BT 线和 RT 线的夹角(RT 是髌骨尖与髁间沟最深点之间的连线)。这位外侧半脱位患者的相称角是 +35°(正常平均 −6°)

因为膝关节的磁共振成像通常是在伸膝状态下拍摄,所以磁共振成像无法准确地评估髌股关节力线。研究者曾使用 CT 评估正常膝关节在屈曲 30°、60°、90°和股四头肌放松时的髌骨半脱位情况,结果发现在膝关节完全伸直时只有 13% 的髌骨处在滑车中心(正中嵴与髁间沟完全吻合),而在膝关节屈曲 30°、60° 和 90°时该比例分别增加至 29%、63% 和 96%[26]。

髌骨高度

高位髌骨是髌骨相对股骨滑车在高度上的变异,是髌腱延长引起的(图 7)。正常情况下,膝关节屈曲 20°时髌骨与滑车充分接触。高位髌骨则需要屈曲角度更大才能与滑车充分接触,而在屈曲角度较小时,接触面和稳定性都下降[27]。髌骨高位本身是一种正常的结构变异,通常没有症状,但由此产生的生物力学改变将会增加髌骨脱位的风险。临床上髌骨高位可合并髌腱断裂,约 25% 的急性髌骨脱位患者曾有此征[27]。

髌骨高度可采用多种方法在侧位 X 线片上测量。目前使用最广泛的 4 种方法包括:Insall-Salvati 法,Grelsamer-meadows 法(即改良 Insall-Salvati 法),Black-burne-Peel 法和 Caton-Deschamps 法。至于哪种方法最好,目前尚无定论,但很多人认为 Caton 和 Black 的方法是最准确和最可靠的[28]。

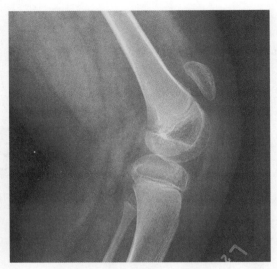

图7 高位髌骨。膝关节侧位片显示髌骨高位,表明高位髌骨

Insall-Salvati 法使用最广泛,也是最早使用的方法,且操作简单、正常值(0.8～1.2)很容易记住。计算方法简单,即摄屈膝 20°～70° 轴位片,测量髌腱的长度和矢状位髌骨的最长长度之间的比值。Insall 提出该比值通常为 1,比值小于 0.8 表示低位髌骨,大于 1.2 为高位髌骨。这种方法的局限性是由于髌骨形态的差异和髌骨上、下缘的肥大,无法准确测量髌骨的长度[28]。

其他 3 种方法不测量骨性髌骨长度,而是测量髌骨关节面(PAS)长度;然而,在 X 线片上辨认髌骨关节边缘比较困难。

Grelsamer-Meadows 法或改良的 Insall-Salvati 方法是摄屈膝 20°～70° 侧位片,测量 PAS 下极和髌腱在胫骨结节附着点之间的距离,以及 PAS 的长度。两者的比值大于 2 时诊断为高位髌骨[28]。

Blackburne-Peel 和 Caton-Deschamps 的方法使用了另外一个下极解剖标志,不需要确定胫骨结节。Blackburne-Peel 法先确定胫骨平台的水平线,然后测量髌骨关节面下缘至胫骨平台的垂直距离(1)和髌骨关节面的长度(2),两者的正常比值在 0.8～1.0 之间[28]。

Caton-Deschamps 法采用胫骨平台前上角作为下方的参考点。测量(1)PAS 下缘至胫骨平台前上角的距离与(2)PAS 的长度之间的比值,正常值在 0.6～1.3 之间[28]。

MRI

上面介绍的方法虽然是基于 X 片检查提出的,但同样可以在 MRI 矢状位中间加权序列上测量髌骨高度比值[20]。不过,基于 X 片测量的正常参考值不适用于 MRI 测量。例如，对于 Blackburne-Peel 比值，在 X 片和 MRI 之间需要额外调整 0.09。[29]

　　当采用 Insall-Salvati 法在 MRI 矢状位序列测量时，高位髌骨和低位髌骨的标准应该是高于 1.50 或低于 0.7430[30]。

骨骺炎

　　Sinding-Larsen-Johansson 综合征是髌骨下极髌腱附着处的一种牵引性骨骺炎，由慢性反复性微小创伤造成。该综合征与胫骨结节骨骺炎（Osgood-Schlatter 病，OSD）相似，但又不完全相同。MRI 可以看到髌腱近端增厚，髌骨近端骨髓水肿延伸到邻近的脂肪。X 线片可示髌骨高位或有微小的骨碎片与髌骨下极相连（图 8）[27]。

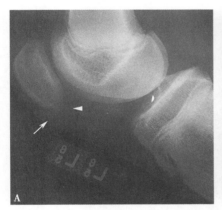
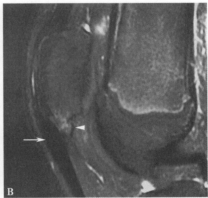
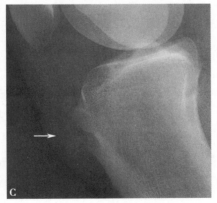

图 8　骨骺炎。（A）膝关节侧位片显示髌腱近端轻度增厚（箭头）和髌骨下缘成骨不规则（三角），与 Sinding-Larsen-Johansson 病表现一致。（B）上述同一患者脂肪抑制 T2 加权矢状位 MRI 显示髌腱增厚（箭头）和髌骨下方不规则骨化突起的水肿（三角）。（C）Osgood-Schlatter 病患者膝关节侧位片显示髌腱远端增厚（箭头）和胫骨结节下方的碎片

　　OSD 即胫骨结节牵引性骨骺炎，最常见于运动中需要进行跳跃和踢腿动作的男性青少年运动员，双侧发病率高达 50%。MRI 表现包括髌腱远端的增厚和水肿、髌下囊深部积液、周围软组织水肿以及胫骨结节下骨髓水肿。膝关节 X 线片可显示胫骨结节破碎、软组织肿胀及 Hoffa 脂肪垫下角消失（见图 8）[27]。

髌骨软化症和骨性关节炎

　　髌骨软化症又称"跑步膝"，是髌骨关节软骨损伤引起膝前疼痛的一种疾病。单纯髌骨软化症常见于青少年和年轻的成年人，其特点是软骨软化、出现裂纹（图 9）。髌骨软化症可进行性发展为骨性关节炎，但两者之间的界限并不明确。髌股关节骨性关节炎常见于老年患者，是多因素共同作用的结果[27]。

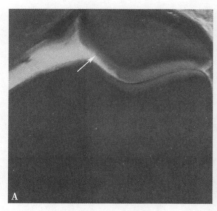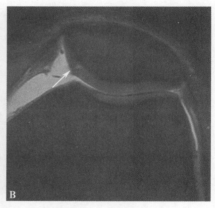

图 9　髌骨软化症。（A）膝关节脂肪抑制质子密度加权横断面 MRI 显示髌骨内侧关节面软骨部分缺损（箭头），外侧关节面和滑车软骨正常。（B）另一患者膝关节脂肪抑制质子密度加权横断面 MRI 显示髌骨内侧关节面全层缺损（箭头）

　　X 线检查对软骨早期变化不敏感，但可发现晚期骨关节炎，表现为关节间隙变窄、骨赘形成、软骨下骨硬化、软骨下囊性变、骨化疏松的关节内游离体。MRI 可准确诊断软骨损伤，常使用 4 级分级系统描述，与关节镜下的 Outerbridge 分级系统一致。一般来说，MRI 对重度髌股关节软骨损伤（损伤厚度 > 50%）诊断的准确性较高，可清楚显示骨髓异常信号（图 10）；然而，其对不伴有骨髓异常信号的轻度软骨损伤（损伤厚度 < 50%）诊断的准确性较低。最近的研究表明，基于 MRI 和关节镜检查的关节软骨损伤分级与症状的相关性较差[27]。

　　软骨黑线信号或滑车裂是一种罕见的 MRI 表现，可见于运动水平较高的患者。是软骨内垂直于关节软骨面的一条线性 T2 低信号，通常位于滑车槽，并可贯穿滑车软骨全层（图 11）。通常代表不完整的软骨裂隙，极少情况下可发展为全层缺损[31]。

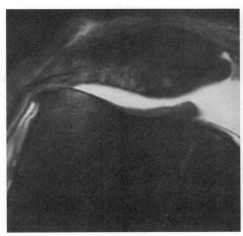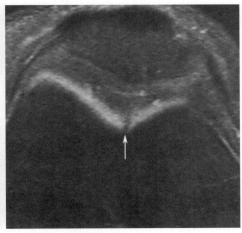

图 10　骨性关节炎。膝关节脂肪抑制质子密度加权横断面 MRI 显示髌骨和股骨滑车外侧关节面全层软骨缺失，伴有软骨下骨髓水肿信号和囊肿以及小的骨赘增生

图 11　滑车裂。膝关节脂肪抑制质子密度加权横断面 MRI 显示股骨滑车中心出现带状低信号强度（箭头）

滑车发育不良

　　滑车发育不良是导致慢性髌股关节不稳的重要因素。滑车发育不良的患者滑车近端关节面是平的，但远端关节面凹陷不明显。因此，膝关节屈曲初始阶段股骨沟不能提供足够的骨性约束，从而出现髌骨轨迹不良和髌骨外侧脱位[20]。超过 85% 的髌骨脱位患者伴有滑车发育不良[32]。

　　X 线片常用于对滑车解剖和滑车发育不良的初步评估。可使用严格的侧位片评估滑车发育不良，摄片体位要求股骨内髁和外髁的后方完美叠加，进而分析股骨髁前缘与髁间沟的关系。诊断的准确性取决于良好的拍摄体位，即使是轻微的旋转也可能降低诊断准确性。当测量的深度大于或等于 5mm 时提示滑车发育不良，小于 5mm 则提示存在髌骨不稳的风险[14]。

　　交叉征是指滑车沟的最深处与股骨内外髁前缘交叉，它标志着滑车在这一点开始变平。双边征是指股骨内外髁前缘出现两条线，代表股骨内髁发育不良，导致其前缘投影到股骨外髁前缘的后方。滑车骨赘增生常出现在滑车的上外侧，形成滑车球状突出（图 12）[25, 32]。

　　X 线轴位片可用于测量沟角，即髁间沟最深点与内外髁前顶点连线的夹角。

正常平均值为 138°（SD±6°）。夹角大于 150°时提示滑车发育不良。当滑车为扁平状或凸起时是无法测量沟角的。需要注意的是，高度屈膝时拍摄的 X 线轴位片显示滑车下部，常无法评估滑车上部的发育不良。因此，首选屈膝 20°～45°位的轴位片。

Dejour 及其同事提出了滑车发育不良的 4 型分类标准：

A 型：滑车形状正常，但轴位片上滑车沟较浅。侧位片仅出现交叉征。

B 型：轴位片显示滑车明显扁平或凸起。侧位片可见交叉征和滑车上缘骨赘增生。

C 型：滑车面不对称，外侧面太高，内侧面发育不全，导致扁平关节表面形成一个斜面。侧位片可见交叉征和双边征，但没有骨赘增生。

D 型：除了具有 C 型的特点，在内侧和外侧关节面之间出现一条垂线（在矢状图像上呈悬崖式）。侧位片可见交叉征、滑车上缘骨赘增生和双边征[20,25]。

轴位和矢状位 MRI 可准确辨别滑车发育异常的类型。MRI 可以分别从软骨下骨和关节软骨对股骨沟进行准确的、可靠的测量。因为关节面由关节软骨构成，因此，以关节软骨为标准的股骨沟测量更有意义，而这种测量方式无法在 X 片上进行。

外侧滑车倾斜角可在显示滑车软骨的最高轴位图像上测量。该角由滑车外侧关节面和股骨髁后方连线形成。外侧滑车倾斜角度小于 11°表明滑车发育不良[20]。

滑车关节面不对称和滑车深度均采用关节上 3cm 的轴位图像进行测量，两者均能准确评估滑车发育不良。如果内侧滑车关节面长度小于外侧关节面长度的 40% 即表示滑车关节面不对称。此平面如果测量滑车深度（滑车沟最深点）小于 3mm 即代表滑车发育不良（见图 12）[20,21]。

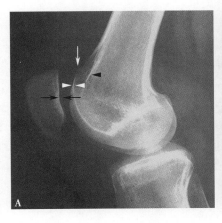
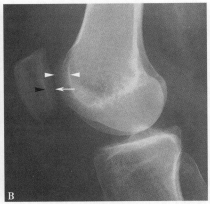

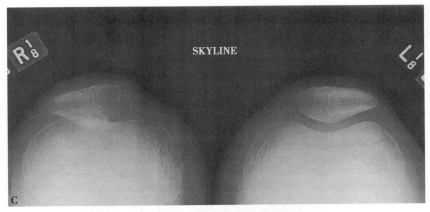

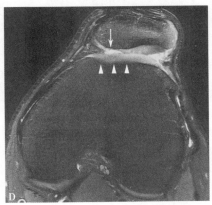

图 12　股骨滑车发育不良。（A）膝关节侧位片显示交叉征（白色三角显示股骨滑车深度变浅，滑车沟与外侧髁前方交叉），双边征（黑色三角显示发育不良的内侧髁前部）和滑车上缘骨赘增生（白色箭头），上述表现均与股骨滑车发育不良相关。注意中脊及髌骨外侧关节面的重叠（黑色箭头），提示髌骨倾斜。（B）另一位无股骨滑车发育不良的膝关节侧位片，显示正常滑车深度（白色三角）。注意髌骨外侧关节面（黑色三角）投影到内侧缘前方（白色箭头），代表正常的位置关系。（C）双膝轴位 X 线片显示右侧股骨滑车发育不良。（D）膝关节脂肪抑制质子密度加权横断面 MRI 显示股骨滑车发育不良，滑车沟基本消失（三角）。注意膝关节内侧关节软骨的缺损（箭头）

胫骨结节到滑车沟的距离

　　胫骨结节至滑车沟的距离（TTTGD）已经成为评估胫骨结节过度外移的主要方法。胫骨结节过度外移又称外侧摩擦综合征，是屈膝时髌骨不稳的危险因素。TTTGD 采用 2 张独立但叠加的轴位图像进行测量，第一张胫骨结节，第二张定位滑车沟最深点。TTTGD 即经过这两点，并垂直于股骨髁后方切线的 2 条平行线之间的距离。正常情况下应小于 15mm。测量值大于 20mm 则提示不稳。测量值在 15mm 和 20mm 之间不能确定是否不稳或为不稳的临界值（图 13）[20]。

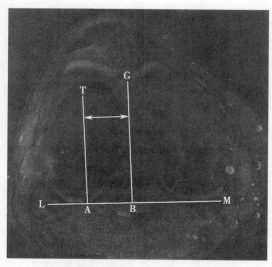

图 13 胫骨结节到滑车沟距离的测量。图像经过数字化处理，以显示滑车沟水平和胫骨结节水平的脂肪抑制质子密度加权 MRI 横断面图像的叠加像。参考线 LM 是股骨内外髁的后方切线。滑车沟与胫骨结节距离（双箭头）是 TA 线（经胫骨结节中点向参考线作的垂直线）和 GB（经滑车沟最深点向参考线作的垂直线）间的距离。这位患者的距离超过 2cm，说明胫骨结节极度侧移

　　MRI 上 TTTGD 的测量具有一定局限性，其准确性和可重复性取决于诸多技术因素。已有研究证明完全伸直位 CT 测量 TTTGD 的有效性，这也是目前该测量的金标准。最近也有研究尝试验证 MRI 测量的有效性，以代替 CT 测量[33]。膝关节专用 MRI 线圈已取代原始 CT 和 MRI 成像体线圈。然而，使用专用膝关节线圈时膝关节处于部分屈曲位，造成 TTTGD 平均值出现 8.6mm 的偏差。专用膝关节线圈上测量的 TTTGD 值可能导致患者被错误地诊断为正常[34]。

套袖状髌骨骨折

　　虽然儿童髌骨骨折很罕见，但套袖状髌骨骨折却是骨骼发育未熟者中一种常见的髌骨端损伤，占该人群髌骨骨折的一半以上。套袖状髌骨骨折的特点是一个小的骨碎片撕脱骨折，并形成套袖状的骨膜和软骨。通常发生于髌骨远极，在极少的情况下也可能发生在近极[35]。虽然 X 线片可以看到骨块，但无法看到软骨碎片。因此需要行 MRI 评估损伤的程度[36]。

髌骨骨折

髌骨骨折可由直接创伤或伸膝机制的间接作用力引起。间接的作用力通常导致横向骨折，部分骨折块有明显移位。而直接创伤更可能导致髌骨粉碎性骨折，常合并关节损伤和前方软组织损伤。垂直髌骨骨折也可能发生，但很罕见。轴位片有助于评估髌骨骨折，但常因疼痛等不适而获取困难。上外侧像皮质完整的碎骨片极有可能是二分髌骨的一部分而非急性骨折[37]。

髌骨脱位

一过性髌骨外侧脱位（patellar transient lateral dislocation，PTLD）的诊断非常重要但常常出现误诊或漏诊。虽然部分病例具有明确的临床症状，但约一半的脱位患者在影像学检查前并没有特异性临床表现[25]。患者通常不记得以前有过脱位，甚至在询问时也往往否认曾经脱位过。因此，阅片时高度的临床猜测非常重要[38]。髌骨脱位通常需要有诱发不稳定的因素，包括滑车发育不良、高位髌骨或胫骨结节侧偏等[20]。急性髌骨脱位通常具有明显的特征影像，诊断准确性高。但慢性脱位在临床和影像上的表现都不明确。

虽然异常髌骨外侧倾斜和半脱位常常持续存在，但髌骨脱位是一过性的，几乎所有的患者在拍片时已经复位。MRI 诊断的经典表现为骨挫伤的形态。急性脱位患者骨质上的表现包括股骨外髁骨挫伤或骨软骨损伤，以及内侧髌骨关节面挫伤或骨软骨损伤。骨软骨碎片通常附着于髌骨内侧支持带（图 14）。多达 44%的患者在髌骨下方内侧有一个凹陷的撞击变形，对于一过性髌骨骨折的诊断特异性高达 100%[39]。

髌骨外侧脱位患者通常伴有内侧髌骨支持结构损伤。MRI 显示 82%～100% 曾经有过髌骨脱位的患者具有内侧髌骨支持结构损伤的异常表现。软组织损伤

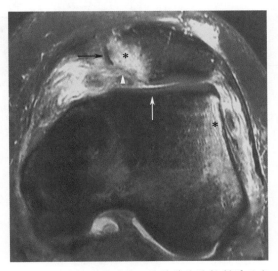

图 14　一过性髌骨脱位。膝关节脂肪抑制质子密度加权横断面 MRI 显示髌骨内侧面、股骨外侧面的骨挫伤（星号），表明近期出现过一过性髌骨脱位。注意髌骨内侧撕脱的骨片（黑色箭头）、髌骨内侧面软骨没有显影（白色三角）和扁平的股骨滑车（白色箭头）都说明发育不良

包括内侧支持带在髌骨附着部、中段以及股骨附着部的损伤。股内侧肌远端斜行部的撕裂和髌股韧带股骨部的损伤可能是导致急性髌骨脱位患者内收肌结节压痛的原因[38]。部分撕裂的 MRI 表现包括内部或韧带周的水肿、增厚，纤维不匀，或局部不连续。具有波浪状或收缩纤维的不连续性是完全断裂的特征表现，断裂处可充满关节液[40]。

髌骨脱位常出现关节积液，但慢性习惯性脱位患者可不伴有关节积液。关节积液包括分层液和血液（积血）。如果出现膝关节积脂血症，还含有额外的脂肪成分，是骨折或隐匿性骨折的诊断标准[20]。MRI 是诊断软骨或骨软骨剪切损伤的最有效方式。软骨下骨板的存在与否是区分这 2 种损伤的关键。同时注意通过 MRI 观察关节内其他部位是否存在游离软骨或骨块（图 15）[14]。

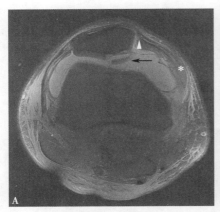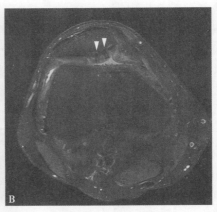

图 15 一过性髌骨脱位。（A）一过性髌骨脱位伴有股骨滑车发育不良患者，膝关节脂肪抑制质子密度加权 MRI 横断面显示一个较大的移位的软骨块（黑色箭头）。还注意到 MPFL（白色三角）撕裂和股内侧斜肌撕裂（星号）。（B）同一患者的术后 MRI 显示软骨骨片得到修复（白色三角）

髌骨脱位相关的慢性表现包括髌骨内侧支持带损伤部位的韧带骨化。

肌腱病损

髌腱炎（patellar tendinosis，PT）是运动员最常见的一种肌腱病损，特别是涉及反复跳跃动作的运动项目，如篮球和排球。慢性重复性负荷通常影响髌骨下极处的髌腱。在急性期，X 线片可能没有异常表现。慢性表现为髌腱区域的钙化，极少情况下还可能出现组织内部钙化或骨化[27]。

在 MRI 上正常髌腱是均匀的低信号强度，有一个凸起的前缘，厚度前后径不超过 7mm。髌腱炎的 MRI 表现包括髌腱近端 1/3 局灶性增厚（厚度大于 7 毫米）和髌腱近端局灶性 T2 高信号（最常累及髌腱内侧 1/3）（图 16）。其他影像学表现包括髌腱后方边界模糊和相邻的 Hoffa 脂肪垫水肿[27]。

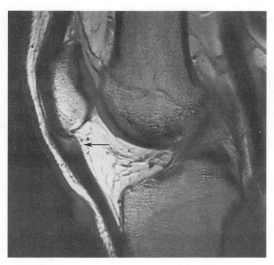

图 16　髌腱炎。膝关节质子密度加权矢状位磁共振成像显示髌腱近端局灶性增厚和信号强度的增加（箭头）

髌腱断裂极为罕见，通常发生于成年男性（＜40 岁），是股四头肌高速离心收缩的结果，特别是当股四头肌在屈膝过程中遇到强大的阻力时容易发生。其他危险因素包括慢性微创伤和肌腱病、ACL 重建自体肌腱取腱后遗症、长期使用类固醇药物、以及全身性疾病，如慢性肾功能衰竭、糖尿病、类风湿性关节炎等[41]。

髌腱完全断裂的 X 线片表现为高位髌骨，同时可能出现撕脱的碎骨片。MRI 显示髌腱信号不连续，软组织水肿或出血而出现 T2 信号增高（图 17）[27]。

股四头肌肌腱断裂（quadriceps tendon rupture，QTR）是一种常见的伸膝装置损伤，常见于 60～70 岁的男性，与肥胖、肾功能衰竭和类固醇药物使用有关。QTR 包括部分撕裂（累及股四头肌肌腱一层或多层）和完全断裂（图 18）[42]。

X 线片表现包括髌上脂肪层消失、髌上软组织缺损、关节积液、低位髌骨或髌上极撕脱骨折。部分撕裂的诊断比较困难。MRI 诊断特异性较 X 线检查高，是准确诊断肌腱断裂的首选影像学检查方式[42]。

部分肌腱撕裂可使用 MRI 轴向流敏感序列进行评估。股四头肌腱完全断裂则可通过矢状序列测量撕裂边缘之间的距离、评估累及肌腱的质量以及是否存在血肿进行评估[27]。

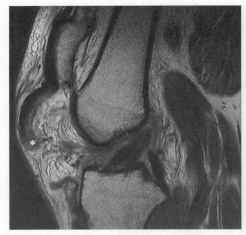 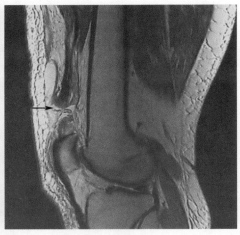

图 17 髌腱断裂。膝关节质子密度加权矢状位 MRI 显示髌腱远端的完全断裂（星号）

图 18 股四头肌断裂。膝关节质子密度加权矢状位 MRI 显示股四头肌肌腱远端完全撕裂（箭头）

前滑囊炎

髌前滑囊炎（prepatellar bursitis，PPB）或"女仆膝"是指位于髌骨和皮下组织间的髌前滑囊的炎症。由反复损伤或微创伤引起，有时也可发展为出血性滑囊炎。儿童常见感染性 PPB，囊内充满脓液。MRI 诊断 PPB 的依据是肿胀的髌前滑囊液体信号增强（图 19）。滑囊肿胀可能只是水肿也可能是血肿。当进一步肿胀增大，滑囊可以延伸至髌下浅囊或胫前囊[27]。

髌下滑囊炎（infrapatellar bursitis，IPB）或"牧师膝"，可累及位于胫骨结节和皮肤之间的髌下浅囊和位于髌腱后方和胫骨近端表面之间的髌下深囊。髌下浅囊滑囊炎的 MRI 表现为髌腱远端前方多囊状改变（见图 19）；而髌下深囊滑囊炎的表现为髌韧带后方到下方的三角形积液[27]。需要注意的是，正常情况下髌下深囊也可见少量积液。

Morel-Lavallée 积液

髌前 Morel-Lavallée 积液见于接触性运动项目如摔跤和足球。Morel-Lavallée 积液最常发生于大腿和背部，极少发生在膝关节，由位于皮下组织和肌肉筋膜间的闭合脱套伤引起（图 20）。剪切使组织失去血液和淋巴的供应，血液、淋巴、坏死的脂肪聚集在筋膜平面。在急性和亚急性期，T2 像上卵圆形高信号中可发现血凝块和碎片。如出现血肿机化，T1 加权图像上积液可能会出现增高信号或中等信号[43]。

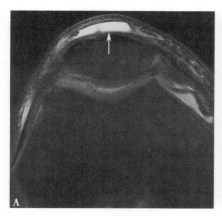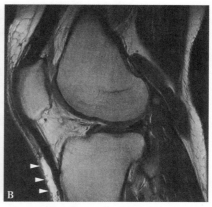

图 19　滑囊炎。(A)膝关节脂肪抑制质子密度加权横断面磁共振显示髌前皮下脂肪液体聚集,代表 PPB(箭头)。(B)膝关节中等密度加权矢状位 MRI 显示髌腱远端前方皮下脂肪液体聚集,代表髌下浅层滑囊炎(三角)

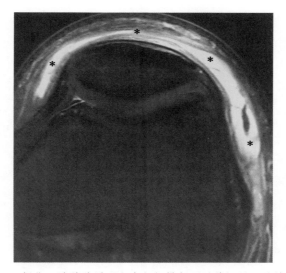

图 20　Morel-Lavallée 损伤。膝关节质子密度加权横断面磁共振显示髌前内外侧延续的细长液体聚集(星号)

上外侧 Hoffa 脂肪垫水肿

　　髌骨外侧撞击征是指因髌骨运动轨迹不良和撞击综合征所致的膝前疼痛。MRI 上常见上外侧 Hoffa 脂肪垫水肿,首选矢状位脂肪饱和 T2 加权图像(图 21)。虽然 Hoffa 脂肪垫不同位置的病损可由不同因素引起,但上外侧通常与股前脂肪垫水肿或股四头肌脂肪垫水肿无关 [44]。

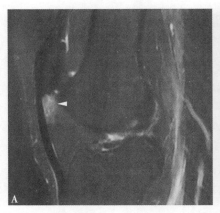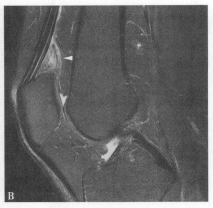

图 21　脂肪垫水肿。（A）膝关节脂肪抑制 T2 加权矢状位 MRI 显示在 Hoffa 脂肪垫外上方水肿（箭头）。（B）膝关节脂肪抑制 T2 加权矢状位 MRI 显示髌上（股四头肌）脂肪垫水肿（箭头）。股四头肌脂肪垫水肿较常见，很少引起临床症状

股四头肌脂肪垫水肿

髌上脂肪垫（股四头肌脂肪垫）水肿与髌上关节隐窝容积效应是膝关节 MRI 检查的一种常见表现，但极少引起膝前疼痛。髌上脂肪垫的评估首选矢状位脂肪饱和流体的加权序列，通常伴随髌上关节隐窝容积效应，有时还可出现股前脂肪垫成水波影（见图 21）[45]。

参考文献

1. Phillips J, Coetsee M. Incidence of non-traumatic anterior knee pain among 11-17-years-olds. S Afr J Sports Med 2007;19:60–4.
2. Kannus P, Aho H, Jarvinen M, et al. Computerized recording of visits to an outpatient sports clinic. Am J Sports Med 1987;15:79–85.
3. Kaufer H. Mechanical function of the patella. J Bone Joint Surg Am 1971;53:1551–60.
4. Merchant AC, Mercer RL, Jacobsen RH, et al. Roentgenographic analysis of patellofemoral congruence. J Bone Joint Surg Am 1974;56:1391–6.
5. Laurin CA, Dussault R, Levesque HP. The tangential x-ray investigation of the patellofemoral joint: x-ray technique, diagnostic criteria and their interpretation. Clin Orthop Relat Res 1979;(144):16–26.
6. Hilfiker P, Zanetti M, Debatin JF, et al. Fast spin-echo inversion-recovery imaging versus fast T2-weighted spin-echo imaging in bone marrow abnormalities. Invest Radiol 1995;30:110–4.
7. Shindle MK, Foo LF, Kelly BT, et al. Magnetic resonance imaging of cartilage in the athlete: current techniques and spectrum of disease. J Bone Joint Surg Am 2006;88(Suppl 4):27–46.

8. Potter HG, Black BR, Chong le R. New techniques in articular cartilage imaging. Clin Sports Med 2009;28:77–94.
9. Tecklenburg K, Dejour D, Hoser C, et al. Bony and cartilaginous anatomy of the patellofemoral joint. Knee Surg Sports Traumatol Arthrosc 2006;14:235–40.
10. Wiberg G. Roentgenographs and anatomic studies on the femoropatellar joint: with special reference to chondromalacia patellae. Acta Orthopaedica 1941;12: 319–410.
11. Tyler P, Datir A, Saifuddin A. Magnetic resonance imaging of anatomical variations in the knee. Part 2: miscellaneous. Skeletal Radiol 2010;39:1175–86.
12. Kavanagh EC, Zoga A, Omar I, et al. MRI findings in bipartite patella. Skeletal Radiol 2007;36:209–14.
13. Link TM. MR imaging in osteoarthritis: hardware, coils, and sequences. Radiol Clin North Am 2009;47:617–32.
14. Endo Y, Stein BE, Potter HG. Radiologic assessment of patellofemoral pain in the athlete. Sports Health 2011;3:195–210.
15. Muhle C, Ahn JM, Trudell D, et al. Magnetic resonance imaging of the femoral trochlea: evaluation of anatomical landmarks and grading articular cartilage in cadaveric knees. Skeletal Radiol 2008;37:527–33.
16. Zeiss J, Saddemi SR, Ebraheim NA. MR imaging of the quadriceps tendon: normal layered configuration and its importance in cases of tendon rupture. AJR Am J Roentgenol 1992;159:1031–4.
17. Staeubli HU, Bollmann C, Kreutz R, et al. Quantification of intact quadriceps tendon, quadriceps tendon insertion, and suprapatellar fat pad: MR arthrography, anatomy, and cryosections in the sagittal plane. AJR Am J Roentgenol 1999;173:691–8.
18. Andrikoula S, Tokis A, Vasiliadis HS, et al. The extensor mechanism of the knee joint: an anatomical study. Knee Surg Sports Traumatol Arthrosc 2006;14: 214–20.
19. Warren LF, Marshall JL. The supporting structures and layers on the medial side of the knee: an anatomical analysis. J Bone Joint Surg Am 1979;61:56–62.
20. Diederichs G, Issever AS, Scheffler S. MR imaging of patellar instability: injury patterns and assessment of risk factors. Radiographics 2010;30:961–81.
21. Chhabra A, Subhawong TK, Carrino JA. A systematised MRI approach to evaluating the patellofemoral joint. Skeletal Radiol 2011;40:375–87.
22. Garcia-Valtuille R, Abascal F, Cerezal L, et al. Anatomy and MR imaging appearances of synovial plicae of the knee. Radiographics 2002;22:775–84.
23. Cothran RL, McGuire PM, Helms CA, et al. MR imaging of infrapatellar plica injury. AJR Am J Roentgenol 2003;180:1443–7.
24. Fenn S, Datir A, Saifuddin A. Synovial recesses of the knee: MR imaging review of anatomical and pathological features. Skeletal Radiol 2009;38:317–28.
25. Saggin PR, Saggin JI, Dejour D. Imaging in patellofemoral instability: an abnormality-based approach. Sports Med Arthrosc 2012;20:145–51.
26. Delgado-Martins H. A study of the position of the patella using computerised tomography. J Bone Joint Surg Br 1979;61:443–4.
27. Samim M, Smitaman E, Lawrence D, et al. MRI of anterior knee pain. Skeletal Radiol 2014. [Epub ahead of print].
28. Phillips CL, Silver DA, Schranz PJ, et al. The measurement of patellar height: a review of the methods of imaging. J Bone Joint Surg Br 2010;92:1045–53.
29. Lee PP, Chalian M, Carrino JA, et al. Multimodality correlations of patellar height measurement on X-ray, CT, and MRI. Skeletal Radiol 2012;41:1309–14.

30. Shabshin N, Schweitzer ME, Morrison WB, et al. MRI criteria for patella alta and baja. Skeletal Radiol 2004;33:445–50.
31. Wissman RD, Ingalls J, Nepute J, et al. The trochlear cleft: the "black line" of the trochlear trough. Skeletal Radiol 2012;41(9):1121–6.
32. Dejour H, Walch G, Neyret P, et al. Dysplasia of the femoral trochlea. Rev Chir Orthop Reparatrice Appar Mot 1990;76:45–54 [in French].
33. Camp CL, Stuart MJ, Krych AJ, et al. CT and MRI measurements of tibial tubercle-trochlear groove distances are not equivalent in patients with patellar instability. Am J Sports Med 2013;41:1835–40.
34. Aarvold A, Pope A, Sakthivel VK, et al. MRI performed on dedicated knee coils is inaccurate for the measurement of tibial tubercle trochlear groove distance. Skeletal Radiol 2014;43:345–9.
35. Gettys FK, Morgan RJ, Fleischli JE. Superior pole sleeve fracture of the patella: a case report and review of the literature. Am J Sports Med 2010;38:2331–6.
36. Nath PI, Lattin GE Jr. Patellar sleeve fracture. Pediatr Radiol 2010;40(Suppl 1): S53.
37. Scolaro J, Bernstein J, Ahn J. Patellar fractures. Clin Orthop Relat Res 2011;469: 1213–5.
38. Schulz B, Brown M, Ahmad CS. Evaluation and imaging of patellofemoral joint disorders. Oper Tech Sports Med 2010;18:68–78.
39. Elias DA, White LM, Fithian DC. Acute lateral patellar dislocation at MR imaging: injury patterns of medial patellar soft-tissue restraints and osteochondral injuries of the inferomedial patella. Radiology 2002;225:736–43.
40. Earhart C, Patel DB, White EA, et al. Transient lateral patellar dislocation: review of imaging findings, patellofemoral anatomy, and treatment options. Emerg Radiol 2013;20:11–23.
41. Moretti L, Vicenti G, Abate A, et al. Patellar tendon rerupture in a footballer: our personal surgical technique and review of the literature. Injury 2014;45:452–6.
42. Perfitt JS, Petrie MJ, Blundell CM, et al. Acute quadriceps tendon rupture: a pragmatic approach to diagnostic imaging. Eur J Orthop Surg Traumatol 2013. [Epub ahead of print].
43. Borrero CG, Maxwell N, Kavanagh E. MRI findings of prepatellar Morel-Lavallee effusions. Skeletal Radiol 2008;37:451–5.
44. Subhawong TK, Eng J, Carrino JA, et al. Superolateral Hoffa's fat pad edema: association with patellofemoral maltracking and impingement. AJR Am J Roentgenol 2010;195:1367–73.
45. Tsavalas N, Karantanas AH. Suprapatellar fat-pad mass effect: MRI findings and correlation with anterior knee pain. AJR Am J Roentgenol 2013;200:W291–6.

第 4 章　运动员膝前疼痛

Laurie Anne Hiemstra，Sarah Kerslake，Christopher Irving

关键词

- 膝关节前侧疼痛　　● 髌股关节疼痛　　● 肌肉力量　　● 股四头肌
- 髌股关节运动学

关键点

- 导致膝关节前侧疼痛的原因有很多。
- 常规临床评估可能无法发现运动员肌肉力量方面的问题，需要更敏感的功能试验。
- 大多数患者通过非手术治疗可获得很好的疗效。
- 强证据支持多模式物理治疗。

引言

　　膝关节前侧疼痛（AKP）非常常见，运动员人群中发病率高达 25%，其中 70% 的患者年龄为 16～25 岁 [1, 2]。考虑到髌股关节是人体内负重最大的关节之一 [3]，膝前疼痛的患病率并不令人吃惊。但对于从事运动医学的医护工作者来说，运动员膝前疼痛的诊断和治疗都极具挑战。了解运动员髌股关节疼痛的发病原因有助于进行更有针对性的病史询问和体格检查，从而提高诊断和治疗水平。

　　本章节除了对运动员膝前疼痛的原因和治疗进行概述，还将介绍一系列神经肌肉功能试验的评估方法和操作指南。

症状

　　膝前疼痛患者主诉各种症状包括疼痛、肿胀、乏力、不稳定性、机械症状和功能受损。疼痛可由增加髌股关节负重的活动引起，例如上下楼梯、蹲下、跪下和长时间屈曲膝关节 [4]。

影像学诊断

　　对于难治性膝前疼痛的患者,影像学检查应包括 X 线正位片、侧位片和髌骨轴位片。询问病史和体格检查之后,若有必要,还应当考虑计算机断层扫描(CT)、磁共振成像(MRI)或超声检查。

治疗原则

　　所有膝前疼痛患者应当完成综合性的膝关节、髋关节和下肢检查,包括对力线、活动范围(ROM)、下肢和核心力量,以及功能活动模式的评估。通过全面的检查做出最佳临床判断,进而选择合适的非手术治疗方案。非手术疗法包括相对休息、炎症控制、刺激愈合应答、纠正生物力学和神经肌肉控制等(表 1)。

表 1
运动员膝前疼痛患者神经肌肉控制和肌力检查示例(包括临床评估和功能试验)

基础肌力和肌肉长度	评估方法	示例
膝关节伸肌肌力	坐位抗阻伸膝,阻力施加于踝关节,同时触诊肌肉张力;或仰卧位抗阻直腿抬高。观察是否因为肌肉乏力或肌肉激活模式的改变而出现大腿侧向偏转、髋关节屈曲或躯干旋转 [6]	
髋关节外展肌力	侧卧位,盆腔固定于中线,施加阻力于膝关节上方。观察是否因为肌肉乏力或肌肉激活模式的改变而出现髋关节或躯干屈曲 [7]	
髋关节外旋肌力	仰卧位,屈膝屈髋 90°。膝关节和踝关节处同时施加阻力。观察活动范围内是否存在肌肉无力或出现髋关节屈曲	
股四头肌灵活性	俯卧位,盆腔固定,检查者屈曲患者膝关节。比较两侧脚后跟与臀部的距离;同时观察是否出现髋关节屈曲、髋关节旋转或大腿旋转 [7]	

表 1（续）			
神经肌肉试验（下肢和核心控制）	评估方法	正常	神经肌肉控制较差
单腿下蹲	评估核心肌群、臀部肌肉和股四头肌肌力及肌肉控制；观察下蹲深度、动力学外翻、躯干侧屈和疼痛[8]		
单腿落地	患者单腿站立，从台阶跳下，着地点在台阶前方 10～15cm 观察动作的质量、是否存在动力学外翻、髋关节垂降或因臀部和核心力量差而出现旋转、躯干侧屈等		
平衡	患者站立在健身半球或泡沫块上，坚持 30 秒。比较动作的质量和活动度，并观察动力学外翻、髋关节垂降或躯干侧屈等		
主动髋关节伸展	俯卧位，单腿抬高 5～10cm。触诊臀部肌肉和腘绳肌激活情况（理想情况下臀部肌肉先激活）。观察是否存在过度活动、使用腰椎前凸力量以抬高腿、腘绳肌腱先激活、髋关节或躯干屈曲		

应当对患者进行双侧评估，以比较双侧的差异并观察有无症状加重。

相对休息和活动调整

Dye[5, 6] 提出了"功能界限"的理论，用以描述没有明显结构异常的髌股关节疼痛的病理生理学特征。这一理论挑战了临床医师对髌股关节的传统看法。Dye 认为膝前疼痛是由于膝关节组织稳态丧失，过度机械超负荷超过膝关节自我修复的能力。对于急性损伤，相对休息能促进组织愈合，从而减轻症状。而对于慢性损伤，对超负荷的生理应答可能导致患者在日常活动中超过疼痛阈值，治疗也更具挑战性。这种情况下需要通过加强患者教育恢复关节无疼痛负重，从而得以康复。

> "功能界限"理论将关节功能分为四种界区：废用、稳态、使用过度和结构失效。Dye[5, 6] 提出所有关节和肌肉骨骼组织都以这四种方式之一对不同负荷进行应答。稳态界区的外限即关节的功能界限，治疗的目标是尽可能安全可靠地提高功能界限。

炎症控制

冷冻疗法

冰袋和冷疗装置常常用于运动员以减轻膝前疼痛及其继发炎症。研究已证实冷冻疗法在降低膝关节内部温度中的有效性，但仍缺乏相关的随机对照试验[7, 8]。Park 和 Ty Hopkins[9] 使用膝前疼痛模型发现冷冻疗法可以使疼痛显著性减轻。此外，冷疗还可降低滑液组织中的前列腺素水平，从而减轻炎症[10]；减轻肿胀导致的肌源性肌肉抑制[11]；并且可促进股内侧肌的运动神经活动[12]。冷冻疗法还可提高膝关节损伤患者股四头肌肌力训练的效果。因此，虽然目前仍缺乏明确的研究证据，但冷冻疗法仍推荐为膝前疼痛保守治疗的主要方法。

抗炎镇痛药

膝前疼痛的药物治疗通常包括镇痛药，如阿司匹林、对乙酰氨基酚和非甾体抗炎药（NSAIDs）。最近关于髌股关节疼痛药物治疗的一篇 Cochrane 综述发现，阿司匹林与安慰剂的作用没有显著性差异；且有关 NSAIDs 短期镇痛效果的证据也有限[13]。另一篇有关慢性肌肉骨骼疼痛的 Cochrane 综述则发现，局部使用 NSAIDs 可以有效缓解疼痛，且局部用药和口服用药的疗效没有差异[14]。由于部分膝前疼痛并没有组织学炎症性应答，因此关于 NSAIDs 的使用仍存在争议，而且有研究表示 NSAIDs 可能干扰肌肉和肌腱的正常愈合应答。尽管如此，当疼痛影响患者参与康复训练时，或者当其他备选治疗方法如锻炼、冷冻疗法、镇痛药等无法有效缓解疼痛时，可考虑短疗程 NSAIDs。

刺激组织愈合

富含血小板的血浆

富含血小板的血浆（platelet-rich plasma，PRP）是含血小板和相关生物活性因子较多的血浆，可局部应用以促进组织愈合[15]。

> "虽然基础研究表明生长因子可有效促进结缔组织的愈合，但临床上有关 PRP 改善功能的效果并没有共识[15]"。

有关 PRP 注射治疗肌腱病变和骨关节炎的研究有很多。Filardo 及同事[16]报告多程 PRP 注射在难治性髌腱病变的治疗中有良好的中期结果。美国骨科医师协会（AAOS）关于膝关节骨关节炎治疗的临床实践指导原则对 PRP 的使用进行了评定[17]。基于目前的文献综述，AAOS 不推荐或反对将 PRP 用于膝关节骨关节炎的治疗。AAOS 提示目前有关 PRP 的文献质量较差，临床医师须结合临床判断决定是否使用 PRP。

透明质酸

透明质酸（hyaluronic aid，HA）是一种非硫酸化的糖胺聚糖，广泛分布在结缔组织中。几项荟萃分析已经证明 HA 注射可在一定程度上改善膝关节骨关节炎的症状。有关 HA 注射副作用的报道发现副作用的发生率和严重程度均有很大差异[18-21]。AAOS 关于膝关节骨关节炎治疗的临床实践指导原则对于 HA 使用的评定结果是[17]：基于目前文献综述，AAOS 不推荐将 HA 用于此类治疗。

其他疗法

针灸和针刺也被提议用于 AKP 的治疗。来自于 2 项 RCTs 的证据证明针灸后疼痛显著性减轻，且效果可持续至治疗后 6 个月[22, 23]。还有研究表明硬化药物和增生药物注射具有良好的疗效，但这些研究质量不高，所以尚无法确定它们的治疗效果[24]。此类疗法将硬化剂注射至新生血管形成区或应用增生疗法促进髌腱病变等病损的愈合。

系统性综述和 RCTs 有关以下治疗方法疗效的证据很少：治疗性超声、电离子透入疗法、超声透入疗法、低水平激光、经皮电刺激神经法、体外震波碎石术、生物反馈以及按摩。膝前疼痛患者在考虑这些疗法前须结合临床相关症状和症状的持续时间判断此类疗法是否能有效缓解症状。

改善下肢生物力学

髌骨贴扎

有研究表明髌骨贴扎联合肌肉锻炼可改善 AKP 患者的疼痛和功能[25-27]。但是近期系统性综述关于贴扎对于 AKP 的治疗效果结论不一。Warden 及同事[28]在他们的荟萃分析中发现，内侧贴扎对减轻慢性膝关节疼痛的效果具有临床意义。Bolgla 和 Boling[29]则认为贴扎不能改善 AKP 的长期症状，但临床医师可考虑将髌骨贴扎作为一种短期治疗，从而确保患者可以在无痛的情况下进行康复锻炼。Petersen 及同事[30]也推荐短期联合使用内侧贴扎与肌肉锻炼。Callaghan 和 Selfe[31]在他们的 Cochrane 综述中发现，与不使用贴扎的对照组相比，使用贴扎对于疼痛评分（视觉模拟量表，VAS）的改善并没有统计学或临床显著性差异。Smith 及同事[32]则发现目前的研究存在争议，基于临床表现选择最佳适应证是治疗成功的关键。Lan 及同事[33] 的一项临床试验结果表明，髌骨贴扎可有效治疗膝前疼痛，但对体重指数（BMI）较高、外侧髌股角较大或 Q 角较小的患者疼痛缓解效果不明显。总之，仅有很少证据证明贴扎能纠正髌骨力线；但贴扎可增加髌股关节接触面积从而减轻疼痛，确保患者可以在相对无疼痛的条件下完成康复训练[34-37]。

髌股支具

系统性综述关于髌股支具的应用效果结论不一。一项评估髌骨支具用于慢性膝关节疼痛的荟萃分析共纳入了 3 项研究，但这些研究普遍质量偏低，且结论不一致[28]。最近，Swart 及同事[38] 在研究中发现，对于膝前疼痛患者，与单纯运动康复相比，膝关节支具的联合应用并不能提供额外的疼痛和功能改善。2 篇综述报道了 Protonics 训练系统在 AKP 中的积极效果，但对于其中支具系统和运动训练各自的疗效，仍需进一步研究[29, 38]。另外 2 篇综述则发现支具的使用并没有显著疗效[30, 32]，但其中一篇综述[32] 指出，高风险人群应用支具可预防膝前疼痛的发生。此外，不同研究表明膝前疼痛患者使用支具可减轻疼痛和改善功能[39-41]。虽然有关作用机制尚不明确，但可能与髌骨压力再分布、本体感受性输入增强和神经肌肉控制改善有关[29]。Lun 及同事[41] 发现髌骨支具可改善AKP 症状。然而，这些研究同时也发现，在家庭下肢肌力训练的基础上使用髌骨支具并不能加快症状的改善。最近的一项准实验研究证明髌股支具与髌骨带联合使用可显著性减轻疼痛并改善 AKP 患者的步态[42]。由于不同研究之间的差异性、支具的多样性以及疗效评估方法的可靠性等问题，有关髌股支具的疗效尚无确定结论，仍需进一步研究。

足部矫形器

关于足部结构和足部矫形器用于 AKP 治疗的研究很少。此外，对于足旋前是否是导致 AKP 的一个风险因素不同研究结论并不一致。Boling[43] 和 Mølgaard[44]表明舟骨垂降增加是引起 AKP 的一个风险因素，而其他研究则发现足旋前降低与 AKP 相关[45]。有研究发现最有可能从足部矫形器获益的 AKP 患者为：年满 25 岁、身高小于 165cm、VAS 疼痛评分小于 53.3mm 以及从非承重至承重中足宽度的差异大于 11mm 的患者[46]。Barton 及同事[47] 在临床试验中发现，足后段外翻较大的膝前疼痛患者更容易从足部矫形器获益。Barton 及同事的一篇系统性综述[48] 发现预制的足部矫形器对于 AKP 短期效果改善的证据有限，且联合使用物理治疗比单纯使用预制足部矫形器效果更显著。仍需进一步研究评估足部矫形器使用前后的步态运动学和下肢肌力，以确定最有可能从足部矫形器获益的患者队列[29, 30]。

拉伸训练

研究曾报道股四头肌、腓肠肌和髂胫带肌肉拉伸训练对膝前疼痛的作用。理论上讲,紧绷的腘绳肌、腓肠肌或髂胫带肌肉可增加膝关节完全伸展时作用于髌股关节的应力,而股四头肌紧张则会在膝关节完全屈曲时导致髌股关节应力增加[49]。最近一项 RCT 发现股四头肌拉伸训练可减轻 AKP 患者的疼痛,并且推荐膝前疼痛治疗方案中纳入股四头肌肌力训练和拉伸训练[50]。60% 的膝前疼痛患者在完成下肢拉伸训练或同时联合下肢肌力训练或其他物理治疗后症状得到明显改善[51-55]。本体感觉神经肌肉伸展训练如收缩放松比传统的伸展训练更有效[56]。灵活性训练被推荐作为保守治疗的一部分用于膝前疼痛患者。

肌力训练

肌力训练对于 AKP 患者减轻疼痛和增强功能的有效性得到了广泛支持[29, 30, 32, 57, 58]。一项关于 RCTs 的荟萃分析发现以下训练方案均具有积极的治疗效果,包括伸膝训练、下蹲、健身脚踏车、静态股四头肌训练、主动直抬腿、压腿、台阶试验等[58]。这些研究者推荐每日进行训练,且采取循序渐进的训练过程,如每天进行 2~4 组训练,每组重复动作 10 次以上,持续训练 6 周或更长时间。最近 2 项 RCTs 发现闭链训练可有效改善 AKP 患者的疼痛和功能[59, 60]。Østerås 及同事[60] 还发现 6 周高强度训练术后 1 年的效果明显优于低强度训练。

一篇关于 2000 年至 2010 年期间 AKP 保守治疗的系统综述发现,负重和非负重股四头肌肌力训练均可有效减轻 AKP 疼痛[29]。该结果与 Heintjes 及同事 2003 年的 Cochrane 综述[57] 一致。最近 Bolgla 和 Boling[29] 在一篇综述中指出,虽然临床医师可能首选负重功能训练,但非负重训练同样有益,特别是对于股四头肌明显无力的患者。有关重量训练治疗 AKP 的前瞻性研究发现,重量训练可增加膝关节肌肉肌力和髌股关节接触面积,从而减轻关节机械应力、减轻疼痛、改善功能[61]。近年来有关肌力训练的综述文章均强调的一个重要因素是训练过程需要在不产生疼痛的条件下进行[29, 32]。临床医师在提供运动处方时应当考虑锻炼过程中髌股关节的生物机械应力,例如非负重训练过程中屈膝 90° 到屈膝 45° 髌股关节应力不断下降;在负重训练过程中,髌股关节应力从屈膝 45° 到 0° 进一步下降[62]。

研究报道髋关节外展肌和髋关节外旋肌肌力训练可显著性减轻疼痛[29, 53, 63]。一项有关部队士兵的大型 RCT 发现当日常训练加入髋关节训练内容后,AKP 发生率降低 75%[55]。另一项研究在训练方案中加入髋关节外展肌、外旋肌、伸肌和屈肌锻炼后,疼痛得到明显改善。关于全髋肌力训练对于 AKP 的治疗效果仍需进一步研究[64]。Bolgla 和 Boling[29] 在最近一篇系统性综述中提出,虽然运动处方中常加入髋关节锻炼以提高肌力训练效果(如每天 3 组,每组 10~15

次重复动作),但肌肉耐力训练也很重要,特别是运动水平高的患者(如跑步或跳跃项目),推荐增加训练的频次,如每天 3 组,每组 20～30 次重复动作。

> 目前 AKP 的治疗方法有很多,但因为研究质量偏低,大多缺乏证据支持。对于这样一种常见疾病,目前尚无确切的治疗方法确实令人失望,但需要注意的是,缺乏高质量的研究证据并不代表这些治疗方法无效。不同患者的症状不同,影响因素也不同。随着进一步研究证据的积累,将更容易实现对每名运动员进行个性化治疗。但在此之前,我们鼓励医生结合临床判断和现有的循证医学证据做出最佳的决策。

病理学

髌骨运动轨迹

髌骨运动轨迹紊乱与髌股关节疾病包括 AKP 有关 [61, 65]。部分患者可能很容易观察到髌骨运动轨迹的偏离,但也有患者表现并不明显,临床上很容易漏诊。正常情况下,髌骨在屈膝 20°～30° 时向内侧平移,然后向外侧平移 [66];然而,关于该偏移过程中髌骨倾斜或旋转幅度超过多少属于异常并没有共识。[67] 有研究发现 AKP 患者在屈膝初始过程中髌骨位置更靠外侧,但是尚不清楚该偏移是否在症状出现之前即已存在 [68-70]。AKP 的其他风险因素包括高位髌骨、髌骨形状异常和髌股接触压力改变 [69, 71, 72]。此外,有关股四头肌肌肉功能的研究发现,髌骨运动轨迹紊乱患者同时伴有股外侧肌和股内侧肌激活模式的改变 [73, 74]。负重位 MRI 发现 AKP 患者股骨内旋增加,而并非髌骨外旋增加 [70]。髌股关节力线不良和髌骨运动轨迹紊乱可能是 AKP 的风险因素,然而,仍需要进一步研究此类患者的髌股关节运动学特征以及这些特征和髌股关节疼痛的因果关系 [65]。

软组织病理学

髌腱病变

涉及跳跃动作的运动员(如排球和篮球)中高达 40% 患有髌腱病变,即跳跃膝,其中男性比女性发病率高 [75, 76]。该病变可能导致运动员功能明显受损,并进展为慢性病损。一项前瞻性研究发现 50% 的运动员因髌腱病变被迫结束运动生涯 [77]。肌腱慢性超负荷时即有可能发生腱病。而反复微创伤可破坏肌腱的正常修复过程 [78]。临床检查中常发现髌骨远极髌腱附着点处有压痛,并可触及到肌腱增厚,有时可在整条髌腱中触诊到结节。症状较轻的患者,可能需要进行下蹲或跳跃试验才能发现疼痛动作。超声检查可辅助诊断。有研究支持使用离心训练作为髌腱病变的一线治疗方法 [24, 79, 80]，但是系统性综述更支持多模式的康复训练 [81, 82]。药物注射长期以来也被用来治疗髌腱病变。皮质类固醇注射可取得良好的短期疗效，但长期疗效缺乏相关证据，且因为可能出现髌腱断裂的潜在风险，一般来说尽量避免使用 [83]。研究发现 PRP 的使用可显著改善运动员患者的症状 [16, 83]，但近年来也有研究报道了 PRP 使用的副作用 [84]。关于硬化疗法和增生疗法的研究质量不佳，尚不能确定是否推荐使用。手术治疗包括开放性手术、关节镜下手术和经皮操作，一般适用于经保守治疗无效的难治性病例。对于严格掌握手术适应证的患者，手术治疗效果较好，但失败率可达 20%～30%[85]。

滑囊炎

膝关节区域有 11 个滑囊，最常受累的是髌前囊、髌下囊、鹅足囊、内侧副韧带和外侧副韧带滑囊以及半膜肌滑囊 [86]。运动员滑囊炎的常见原因包括过劳伤和创伤因素，但也可能与风湿性疾病、代谢性疾病、感染和肿瘤相关。滑囊炎的症状和体征包括受累滑囊区的活动依赖性疼痛和局部压痛，通常伴有肿胀、僵硬、局部发热和红斑。可抽取关节积液排除感染或做进一步的积液分析。需要时可进行进一步的影像学检查包括 X 线检查、超声检查和 MRI。治疗方法包括相对休息、活动调整以及在受累滑囊上加护垫。减轻炎症的治疗方法包括滑囊内皮质类固醇注射可提高治疗效果。通常不需要手术，但当保守治疗无效时应考虑。

青少年髌腱病变

骨骺生长板尚未闭合的青少年运动员髌腱的两个附着点均有可能发生过劳伤或牵拉伤。Osgood-Schlatter 病是胫骨结节的一种牵拉性骨突炎，与髌腱 - 胫骨结节接合处的慢性超负荷相关，后者导致重复的微小撕脱伤，随后可进行自我愈合和修复 [87]。该疾病常常发生在快速生长期胫骨结节发育期。男性和女性的发病率无明显差异，多达 30% 病例中存在双侧症状 [88, 89]。Sinding-Larsen-Johansson 病是髌骨下极的一种骨软骨病，是青少年运动员 AKP 的另一个原因，男性发病率高于女性 [90]。这 2 种疾病的症状常常包括局限于胫骨结节或髌骨远极的与活动相关的疼痛，症状一般逐步加重。体格检查显示损伤部位的压痛、肿胀或凸起，慢性病例中可触及骨不规则。常见股四头肌和腘绳肌紧张。X 线片通常提示正常，或可能显示损伤部位软组织分离、碎裂和肿胀。这两种病的症状通常为自限性，非手术治疗可取得良好疗效，包括护垫、活动调整和缓解炎症的治疗方法，但可能需要 12 至 24 个月的时间症状才能缓解 [91]。长期后遗症不常见，很少需要进行手术治疗。

髂胫束综合征

髂胫束综合征（illiotibial band syndrome，ITBS）是运动员特别是跑步运动员、自行车运动员、赛艇和游泳运动员侧膝关节疼痛的一个常见原因[92-95]。文献关于髂胫束综合征的病因学、发病机制和治疗存在争议[92,93]。目前的病因学理论提示髂胫束综合征与膝关节反复屈伸活动中一系列外部和内部因素相关[96-98]。运动员与活动相关的疼痛通常局限于股骨外上髁和外侧胫骨结节[95,96]。局部压痛常见于股骨外上髁，并可能存在肿胀和捻发音。特殊检查包括 Noble 挤压试验、Ober 试验（评估髂胫束张力）、改良 Thomas 试验（评估髂胫束、髂腰肌和股直肌张力）[94-96]。急性期的治疗方法包括相对休息、避免反复屈曲和伸展活动、减轻炎症的方法以及缓解肌肉紧张度或改善肌肉无力的方法等[95,96]。症状缓解后运动员可逐步恢复训练，同时密切监测症状是否复发[95]。经保守治疗无效的难治性病例可考虑手术干预，包括关节镜清创术、经皮或开放性髂胫束松解[96]。

髌下脂肪垫综合征

髌下脂肪垫综合征是运动员中 AKP 的一个常见但容易被忽视的原因。髌下脂肪垫位于关节囊内、滑膜外，有丰富的血管和神经支配。髌下脂肪垫疾病导致的疼痛通常比较显著[99]。髌下脂肪垫综合征可能由出血、炎症或脂肪垫撞击导致。慢性病例中可能发生纤维化。常见症状包括膝前疼痛，且疼痛常常局限于髌骨下极附近，用力伸展或长时间屈曲时加重。体格检查可见髌腱压痛和增厚、膝关节被动过伸或 Hoffa 试验时脂肪垫撞击征阳性[78,100]。慢性病例中可见交锁和弹响、伸膝受限、脂肪垫可触及变硬增厚、髌骨活动度降低。MRI 可能显示髌下脂肪垫出血、炎症和纤维化[101]。非手术治疗包括皮质类固醇或局部麻醉剂注射，通常能取得良好疗效[100]。手术治疗包括关节镜下髌下脂肪垫切除，可有效缓解症状并恢复功能[102,103]。

滑膜皱襞综合征

膝关节的 4 个皱襞均可发生滑膜皱襞综合征，包括髌上皱襞、髌下皱襞、内侧皱襞及外侧皱襞。成年人约 20% 存在滑膜皱襞，但通常没有症状[104,105]。症状的发生常常与反复活动或直接创伤相关[106]。运动员中内侧皱襞最容易出现症状[107]。慢性病例中皱襞可能发生纤维变性和丧失弹性，导致机械症状和受累关节软骨磨损[108]。典型症状包括膝前疼痛（反复活动、久坐或久站时加重）、卡或交锁、弹响和打软。体格检查可见压痛、皱襞可触及增厚。髌内侧滑膜皱襞试验是诊断内侧滑膜皱襞综合征的可靠方法[109]。有关非手术治疗有效性的报道结论不一[51]。严格掌握手术适应证时，关节镜下切除可取得良好的长期功能改善效果[110]。

软骨病损

髌骨软化是髌骨表面关节软骨退行性病变的病理性诊断[111]。最初于 1961 年由 Outerbridge[112] 描述，然后由国际软骨修复协会（ICRS）进行了修改。ICRS 软骨损伤分型标准被广泛作为参考标准。膝关节镜下观察到的局灶性软骨损伤中 11% 发生于髌骨[113]。局灶性软骨损伤常于 MRI 或关节镜检查时诊断，首选治疗方法为非手术治疗，包括活动调整、神经肌肉力量训练和拉伸训练、药物注射等。对于经非手术治疗后症状持续存在的患者，关节镜检可进一步明确软骨损伤的类型，镜下关节软骨清理也可在一定程度上缓解症状。更加复杂的手术治疗应当包括受累区解剖学和生物力学的评估，例如力线不良和发育不良等。软骨损伤的手术治疗包括软骨成形术、微骨折和软骨表面重建技术（如自体骨软骨移植、同种异体骨软骨移植和自体软骨细胞移植）。髌骨骨性关节炎的治疗方法与上述局灶性软骨损伤不同，首选 AAOS 临床实践指导原则推荐的非手术治疗[17]。手术治疗不常见，包括关节镜下手术、降低髌骨负荷如胫骨结节前内侧化（AMZ）和髌股关节成形术。

髌骨外侧高压综合征作为髌股关节骨性关节炎的一种病理表现，其特征髌股间室外侧变窄伴髌骨倾斜。常见症状包括外侧髌股关节疼痛和压痛。X 线髌骨轴位片可能显示髌股间室外侧变窄、髌骨倾斜和髌骨外侧骨赘增生。MRI 可发现外侧髌股关节软骨损伤。常规非手术治疗包括下肢肌力训练和膝关节外侧结构拉伸训练。运动员患者注射 HA 和 PRP 可能有效。手术治疗包括 AMZ（纠正或改善生物力学微环境）、外侧松解（改善髌骨倾斜）、截骨术（纠正冠状面对位不良）、骨髓刺激技术例如微骨折以及软骨表面重建手术等。

骨组织病理

剥脱性骨软骨炎

剥脱性骨软骨炎（osteochondritis dissecans，OCD）是软骨下骨的一种获得性特发性疾病，导致软骨下骨坏死并与周围骨质脱离。受累区软骨因失去软骨下骨支持而出现软骨分离，最终形成软骨碎片或游离体。患者表现为病变部位疼痛或因游离体而出现机械症状。常用诊断方法包括普通 X 线片、MRI 或骨扫描。治疗方法取决于患者的年龄和病变的分期。骨骼发育不成熟的患者具有极好的愈合潜力，66% 的患者通过非手术治疗可取得良好效果，包括限制活动、支具使用和限制负重等[114]。预后较差的影响因素包括：病变较大、存在机械症状、骨骼发育成熟和 MRI 检查提示不稳定性[115]。稳定型 OCD 的手术选择包括逆行钻孔或顺行钻孔[116]。可复位的不稳定型 OCD 手术选择包括挤压螺钉固定或骨软骨栓固定[117]。近期一篇系统性综述报告 OCD 病变手术治疗愈合率为

94.1%[117]。对于需要切除的 OCD 病变,可选择多种移植技术,包括自体骨软骨移植、同种异体骨软骨移植或自体软骨细胞移植。

应力性骨折

虽然应力性骨折不是运动员膝前疼痛的常见原因,但同样值得关注。几乎 50% 的下肢应力性骨折均发生在胫骨[118],其他部位包括近端腓骨[119]、髌骨[120]、远端股骨[121]和胫骨结节[122,123]。低风险应力性骨折位点包括后内侧胫骨、股骨骨干和第 1 至第 4 跖骨[124]。高风险应力性骨折位点包括髌骨、股骨颈、胫骨前皮质、内踝、距骨、舟骨、第 5 跖骨和籽骨[125]。当骨破坏和随后的修复过程之间出现不平衡时即发生应力性骨折。髌骨应力性骨折常为横向骨折,发生于髌骨中间与远端 1/3 接合处,即股四头肌肌腱与髌腱的延续处[119]。患者可能表现 2∼3 周的 AKP 症状史或严重功能障碍和髌骨横向骨折,可无明显创伤史[120]。内在风险因素包括女性月经史、代谢病症、身体健康水平和肌肉强度、力线和骨的质量。外部风险因素包括训练过度或强度突然增加、营养因素和器械因素[126]。体格检查可发现应力骨折部位有压痛。X 线片为首选影像学检查方法,但可能无法识别早期应力性骨折。一般来说,X 线表现通常滞后于临床症状数周。骨扫描和 MRI 的敏感性较好,可显示与应力性骨折相关的早期变化[127]。治疗方案包括鉴别并纠正诱发风险因素、休息然后逐步恢复无疼痛训练。训练内容从无冲击性训练开始,随后为低冲击性训练,最后恢复常规活动。手术干预的目的是对骨折部位进行刺激以促进骨愈合,可采取内固定或非内固定技术。其他治疗方法的疗效尚不明确,包括双磷酸盐类、生长因子、氧气治疗、骨成型蛋白质、重组副甲状腺激素、超声或磁疗等[128,129]。

创伤

多项运动中均能发生髌骨的直接创伤。创伤可能增加膝关节骨内超高压,是引起髌股关节疼痛的重要因素[130]。髌骨的正常骨内压力在 10∼20mmHg 之间[131,132],在髌骨上施加应力时,压力升高,最高可达 70mmHg[133,134]。有研究发现,与对照组相比,髌骨软化症患者的髌骨骨内压升高[132,134]。骨内压升高可引起一系列更加严重的继发事件,并最终导致结构变化如关节软骨退变。骨内压升高可能是髌股关节疼痛患者共同表现的一个体征,也可能是髌骨创伤、直接碰撞或瘀伤患者的一种病因学因素,还需进一步研究确认。

二分髌骨

髌骨的副骨化中心无法与主髌骨融合时导致二分髌骨。人群发病率约 2%∼6%,通常没有症状,而是在影像学检查中偶然发现的。男性发生率高于女性,比值为 9∶1。50% 表现为双侧受累。Ⅲ型二分髌骨最常见(约占 75%),位于髌

骨外上方 [135]。仅 2% 的二分髌骨有症状 [136],通常表现为创伤或髌骨直接碰撞后膝前疼痛。可通过常规 X 线检查和软骨接合处触诊压痛做出诊断。治疗首选非手术治疗,包括休息、活动调整和股四头肌拉伸训练。手术治疗包括切除副髌骨。预后很好,通常 6 周内可恢复活动 [137]。

髌骨不稳

轻微髌骨不稳的患者可出现肌肉动力性稳定髌股关节,表现为膝关节疼痛。这种疼痛产生机制与肩关节轻微不稳继发疼痛类似 [138]。患者可无损伤史,但通常具有易感解剖特征例如全身性韧带松弛、Q- 角增大和外翻 [139]。部分患者自诉轻度或重度创伤,但一般不会出现髌骨脱位或持续不稳定史。患者可出现髌股关节不稳的典型症状、外侧松弛以及轻微的恐惧。非手术治疗首选加强下肢和核心神经肌肉功能。手术治疗包括纠正解剖风险因素,以及通过内侧髌股韧带叠缝或重建治疗髌骨不稳。

神经肌肉病理

股四头肌

研究表示肌力减弱、神经肌肉控制减弱以及肌肉激活模式改变均是膝前疼痛的诱发因素 [32, 140-143]。最初的研究重点为股四头肌,特别是有关股外侧肌和股内斜肌之间肌力或激发时间不平衡对疼痛的影响。研究证实伸膝峰值力矩降低是膝前疼痛患者的特征性表现,也是膝前疼痛的风险因素 [143]。一项有关慢性膝前疼痛患者 7 年前瞻性随访研究发现,股四头肌肌力和功能恢复对康复至关重要 [144]。还有研究发现 AKP 患者出现股内斜肌相对股外侧肌激发延迟,但是并非所有患者均会出现这种股内斜肌 - 股外侧肌功能障碍 [143, 145]。Pattyn 及同事 [146] 最近的一项研究分析了 7 周物理治疗后出现膝前疼痛的影响因素,并发现股四头肌发达、膝关节离心力量较弱以及疼痛较轻的患者短期功能恢复更好。

髋关节肌肉

文献中对于髋关节肌肉乏力对膝前疼痛的影响也做了研究 [147-150]。臀部肌肉功能受损可能导致爬楼梯、下蹲和体育运动过程中髋关节内收和内旋增加 [147, 148, 151]。Meira 和 Brumitt[150] 在一篇系统性综述中总结发现髋关节肌肉力量和位置与 AKP 相关;且 AKP 患者一旦出现症状,则通常伴有髋关节肌肉乏力。有关髋关节肌电图研究的系统性综述发现,中至强的证据表明 AKP 患者在上下楼时臀中肌激发活动延迟,且持续时间较短 [149]。较弱的证据表明跑步过程中臀中肌激发活动延迟且持续时间较短、下楼梯过程中臀大肌肌肉活动增加。研究者推荐治疗过程中重视肌无力的纠正，AKP 的治疗和相关研究中应该包括髋关节肌力训练、生物反馈或步态训练。

肌肉灵活性

AKP 患者的特征是下肢肌肉灵活性降低，但具体的肌肉表现文献报道不一 [141, 152, 153]。有研究发现 AKP 患者腓肠肌、比目鱼肌、股四头肌和腘绳肌的肌肉灵活性明显低于健康对照组 [152, 154-156]。Witvrouw 及同事针对运动员进行的一项前瞻性研究 [155] 发现，AKP 与股四头肌紧张相关，但是与腘绳肌紧张没有相关性。还有研究发现 AKP 患者存在髂腰肌和髂胫束长度缩短 [64, 157, 158]。

功能试验

由于常规临床评估可能无法检查出运动员肌肉强度的缺陷，我们需要更复杂的功能试验。膝前疼痛运动员的功能试验显示患者在垂直跳跃、前内侧冲刺、下楼梯、单腿推举及平衡和伸展试验中表现降低 [155]。然而，目前尚未确定这种功能性的降低究竟是引发膝前疼痛的原因还是膝前疼痛继发的结果。少数有关专项运动的研究也发现了其他肌肉不平衡的表现。受过专业训练的自行车运动员的肌电图研究显示，AKP 患者股四头肌和腘绳肌的肌肉激活模式均发生改变 [159]。而 AKP 跑步运动员则出现髋关节外展肌肉减弱或激发延迟以及跑步过程中髋关节内收增加 [149, 160-162]。这些结果提示 AKP 运动员可表现不同的近端神经肌肉控制策略。

总结和推荐

1. 本章节证明了运动员 AKP 的多因素特性。

2. 大多数 AKP 运动员可采取非手术治疗。

3. 详细询问病史和全面检查潜在的病理因素对于治疗方案的制定至关重要。

4. 将髌股关节不稳定性视为 AKP 的一个病因。

5. 进行全面下肢评估包括核心力量和功能的筛查。

6. 相对休息、调整活动从而确保膝关节处于功能界限内。

7. 康复的重点加强核心和下肢肌肉的力量、灵活性和神经肌肉控制。

8. 基本最佳临床判断选择治疗方案，合理处理解剖结构和神经肌肉问题，从而获取最佳疗效。

9. 逐步推进康复进程、合理确定恢复运动的时机，同时密切关注症状表现。

10. AKP 最佳治疗方案的选择还需要进一步的高质量研究，包括患者症状的鉴别和潜在病理的判断，从而实现更有效的个性化治疗。

参考文献

1. DeHaven KE, Lintner DM. Athletic injuries: comparison by age, sport, and gender. Am J Sports Med 1986;14(3):218–24.
2. Devereaux MD, Lachmann SM. Patello-femoral arthralgia in athletes attending a sports injury clinic. Br J Sports Med 1984;18(1):18–21.
3. Dye SF. Functional anatomy and biomechanics of the patellofemoral joint. In: Scott W, editor. The knee. St Louis (MO): Mosby; 1994. p. 381–9.
4. Reilly DT, Martens M. Experimental analysis of the quadriceps muscle force and patello-femoral joint reaction force for various activities. Acta Orthop Scand 1972;43(2):126–37.
5. Dye SF. The knee as a biologic transmission with an envelope of function: a theory. Clin Orthop Relat Res 1996;(325):10–8.
6. Dye SF. The pathophysiology of patellofemoral pain: a tissue homeostasis perspective. Clin Orthop Relat Res 2005;(436):100–10.
7. Sanchez-Inchausti G, Vaquero-Martin J, Vidal-Fernandez C. Effect of arthroscopy and continuous cryotherapy on the intra-articular temperature of the knee. Arthroscopy 2005;21(5):552–6.
8. Warren TA, McCarty EC, Richardson AL, et al. Intra-articular knee temperature changes: ice versus cryotherapy device. Am J Sports Med 2004;32(2):441–5.
9. Park J, Ty Hopkins J. Immediate effects of acupuncture and cryotherapy on quadriceps motoneuron pool excitability: randomised trial using anterior knee infusion model. Acupunct Med 2012;30(3):195–202.
10. Stalman A, Berglund L, Dungnerc E, et al. Temperature-sensitive release of prostaglandin E(2) and diminished energy requirements in synovial tissue with postoperative cryotherapy: a prospective randomized study after knee arthroscopy. J Bone Joint Surg Am 2011;93(21):1961–8.
11. Rice D, McNair PJ, Dalbeth N. Effects of cryotherapy on arthrogenic muscle inhibition using an experimental model of knee swelling. Arthritis Rheum 2009; 61(1):78–83.
12. Hopkins J, Ingersoll CD, Edwards J, et al. Cryotherapy and transcutaneous electric neuromuscular stimulation decrease arthrogenic muscle inhibition of the vastus medialis after knee joint effusion. J Athl Train 2002;37(1):25–31.
13. Heintjes E, Berger MY, Bierma-Zeinstra SM, et al. Pharmacotherapy for patello-femoral pain syndrome. Cochrane Database Syst Rev 2004;(3):CD003470.
14. Derry S, Moore RA, Rabbie R. Topical NSAIDs for chronic musculoskeletal pain in adults. Cochrane Database Syst Rev 2012;(9):CD007400.
15. Arnoczky SP, Shebani-Rad S. The basic science of platelet-rich plasma (PRP): what clinicians need to know. Sports Med Arthrosc 2013;21(4):180–5.
16. Filardo G, Kon E, Di Matteo B, et al. Platelet-rich plasma for the treatment of patellar tendinopathy: clinical and imaging findings at medium-term follow-up. Int Orthop 2013;37(8):1583–9.
17. Brown GA. AAOS clinical practice guideline: treatment of osteoarthritis of the knee: evidence-based guideline, 2nd edition. J Am Acad Orthop Surg 2013; 21(9):577–9.
18. Rutjes AW, Juni P, da Costa BR, et al. Viscosupplementation for osteoarthritis of the knee: a systematic review and meta-analysis. Ann Intern Med 2012;157(3): 180–91.
19. Bannuru RR, Vaysbrot EE, Sullivan MC, et al. Relative efficacy of hyaluronic acid in comparison with NSAIDs for knee osteoarthritis: a systematic review and meta-

analysis. Semin Arthritis Rheum 2013. http://dx.doi.org/10.1016/j.semarthrit. 2013.10.002.

20. Bellamy N, Campbell J, Robinson V, et al. Viscosupplementation for the treatment of osteoarthritis of the knee. Cochrane Database Syst Rev 2006;(2): CD005321.

21. Miller LE, Block JE. US-approved intra-articular hyaluronic acid injections are safe and effective in patients with knee osteoarthritis: systematic review and meta-analysis of randomized, saline-controlled trials. Clin Med Insights Arthritis Musculoskelet Disord 2013;6:57–63.

22. Jensen R, Gothesen O, Liseth K, et al. Acupuncture treatment of patellofemoral pain syndrome. J Altern Complement Med 1999;5(6):521–7.

23. Naslund J, Naslund UB, Odenbring S, et al. Sensory stimulation (acupuncture) for the treatment of idiopathic anterior knee pain. J Rehabil Med 2002;34(5): 231–8.

24. Gaida JE, Cook J. Treatment options for patellar tendinopathy: critical review. Curr Sports Med Rep 2011;10(5):255–70.

25. Osorio JA, Vairo GL, Rozea GD, et al. The effects of two therapeutic patellofemoral taping techniques on strength, endurance, and pain responses. Phys Ther Sport 2013;14(4):199–206.

26. Paoloni M, Fratocchi G, Mangone M, et al. Long-term efficacy of a short period of taping followed by an exercise program in a cohort of patients with patellofemoral pain syndrome. Clin Rheumatol 2012;31(3):535–9.

27. Crossley K, Cowan SM, Bennell KL, et al. Patellar taping: is clinical success supported by scientific evidence? Man Ther 2000;5(3):142–50.

28. Warden SJ, Hinman RS, Watson MA Jr, et al. Patellar taping and bracing for the treatment of chronic knee pain: a systematic review and meta-analysis. Arthritis Rheum 2008;59(1):73–83.

29. Bolgla LA, Boling MC. An update for the conservative management of patellofemoral pain syndrome: a systematic review of the literature from 2000 to 2010. Int J Sports Phys Ther 2011;6(2):112–25.

30. Petersen W, Ellermann A, Gosele-Koppenburg A, et al. Patellofemoral pain syndrome. Knee Surg Sports Traumatol Arthrosc 2013 [Epub ahead of print]. PMID: 24221245.

31. Callaghan MJ, Selfe J. Patellar taping for patellofemoral pain syndrome in adults. Cochrane Database Syst Rev 2012;(4):CD006717.

32. Smith TO, McNamara I, Donell ST. The contemporary management of anterior knee pain and patellofemoral instability. Knee 2013;20(Suppl 1):S3–15.

33. Lan TY, Lin WP, Jiang CC, et al. Immediate effect and predictors of effectiveness of taping for patellofemoral pain syndrome: a prospective cohort study. Am J Sports Med 2010;38(8):1626–30.

34. Malone T, Davies G, Walsh WM. Muscular control of the patella. Clin Sports Med 2002;21(3):349–62.

35. Christou EA. Patellar taping increases vastus medialis oblique activity in the presence of patellofemoral pain. J Electromyogr Kinesiol 2004;14(4): 495–504.

36. Gigante A, Pasquinelli FM, Paladini P, et al. The effects of patellar taping on patellofemoral incongruence. A computed tomography study. Am J Sports Med 2001;29(1):88–92.

37. Derasari A, Brindle TJ, Alter KE, et al. McConnell taping shifts the patella inferiorly in patients with patellofemoral pain: a dynamic magnetic resonance imag-

ing study. Phys Ther 2010;90(3):411–9.
38. Swart NM, van Linschoten R, Bierma-Zeinstra SM, et al. The additional effect of orthotic devices on exercise therapy for patients with patellofemoral pain syndrome: a systematic review. Br J Sports Med 2012;46(8):570–7.
39. Denton J, Willson JD, Ballantyne BT, et al. The addition of the Protonics brace system to a rehabilitation protocol to address patellofemoral joint syndrome. J Orthop Sports Phys Ther 2005;35(4):210–9.
40. Powers CM, Ward SR, Chan LD, et al. The effect of bracing on patella alignment and patellofemoral joint contact area. Med Sci Sports Exerc 2004;36(7):1226–32.
41. Lun VM, Wiley JP, Meeuwisse WH, et al. Effectiveness of patellar bracing for treatment of patellofemoral pain syndrome. Clin J Sport Med 2005;15(4):235–40.
42. Arazpour M, Notarki TT, Salimi A, et al. The effect of patellofemoral bracing on walking in individuals with patellofemoral pain syndrome. Prosthet Orthot Int 2013;37(6):465–70.
43. Boling MC, Padua DA, Marshall SW, et al. A prospective investigation of biomechanical risk factors for patellofemoral pain syndrome: the Joint Undertaking to Monitor and Prevent ACL Injury (JUMP-ACL) cohort. Am J Sports Med 2009;37(11):2108–16.
44. Mølgaard C, Rathleff MS, Simonsen O. Patellofemoral pain syndrome and its association with hip, ankle, and foot function in 16- to 18-year-old high school students: a single-blind case-control study. J Am Podiatr Med Assoc 2011;101(3):215–22.
45. Thijs Y, Van Tiggelen D, Roosen P, et al. A prospective study on gait-related intrinsic risk factors for patellofemoral pain. Clin J Sport Med 2007;17(6):437–45.
46. Vicenzino B, Collins N, Cleland J, et al. A clinical prediction rule for identifying patients with patellofemoral pain who are likely to benefit from foot orthoses: a preliminary determination. Br J Sports Med 2010;44(12):862–6.
47. Barton CJ, Menz HB, Levinger P, et al. Greater peak rearfoot eversion predicts foot orthoses efficacy in individuals with patellofemoral pain syndrome. Br J Sports Med 2011;45(9):697–701.
48. Barton CJ, Munteanu SE, Menz HB, et al. The efficacy of foot orthoses in the treatment of individuals with patellofemoral pain syndrome: a systematic review. Sports Med 2010;40(5):377–95.
49. Al-Hakim W, Jaiswal PK, Khan W, et al. The non-operative treatment of anterior knee pain. Open Orthop J 2012;6:320–6.
50. Mason M, Keays SL, Newcombe PA. The effect of taping, quadriceps strengthening and stretching prescribed separately or combined on patellofemoral pain. Physiother Res Int 2011;16(2):109–19.
51. Amatuzzi MM, Fazzi A, Varella MH. Pathologic synovial plica of the knee. Results of conservative treatment. Am J Sports Med 1990;18(5):466–9.
52. Crossley K, Bennell K, Green S, et al. A systematic review of physical interventions for patellofemoral pain syndrome. Clin J Sport Med 2001;11(2):103–10.
53. Fukuda TY, Melo WP, Zaffalon BM, et al. Hip posterolateral musculature strengthening in sedentary women with patellofemoral pain syndrome: a randomized controlled clinical trial with 1-year follow-up. J Orthop Sports Phys Ther 2012;42(10):823–30.
54. Rixe JA, Glick JE, Brady J, et al. A review of the management of patellofemoral pain syndrome. Phys Sportsmed 2013;41(3):19–28.
55. Coppack RJ, Etherington J, Wills AK. The effects of exercise for the prevention

ot overuse anterior knee pain: a randomized controlled trial. Am J Sports Med 2011;39(5):940–8.

56. Moyano FR, Valenza MC, Martin LM, et al. Effectiveness of different exercises and stretching physiotherapy on pain and movement in patellofemoral pain syndrome: a randomized controlled trial. Clin Rehabil 2013;27(5):409–17.

57. Heintjes E, Berger MY, Bierma-Zeinstra SM, et al. Exercise therapy for patellofemoral pain syndrome. Cochrane Database Syst Rev 2003;(4):CD003472.

58. Harvie D, O'Leary T, Kumar S. A systematic review of randomized controlled trials on exercise parameters in the treatment of patellofemoral pain: what works? J Multidiscip Healthc 2011;4:383–92.

59. Ismail MM, Gamaleldein MH, Hassa KA. Closed kinetic chain exercises with or without additional hip strengthening exercises in management of patellofemoral pain syndrome: a randomized controlled trial. Eur J Phys Rehabil Med 2013; 49(5):687–98.

60. Østerås B, Osteras H, Torsensen TA. Long-term effects of medical exercise therapy in patients with patellofemoral pain syndrome: results from a single-blinded randomized controlled trial with 12 months follow-up. Physiotherapy 2013;99(4): 311–6.

61. Chiu JK, Wong YM, Yung PS, et al. The effects of quadriceps strengthening on pain, function, and patellofemoral joint contact area in persons with patellofemoral pain. Am J Phys Med Rehabil 2012;91(2):98–106.

62. Steinkamp LA, Dillingham MF, Markel MD, et al. Biomechanical considerations in patellofemoral joint rehabilitation. Am J Sports Med 1993;21(3):438–44.

63. Earl JE, Hoch AZ. A proximal strengthening program improves pain, function, and biomechanics in women with patellofemoral pain syndrome. Am J Sports Med 2011;39(1):154–63.

64. Tyler TF, Nicholas SJ, Mullaney MJ, et al. The role of hip muscle function in the treatment of patellofemoral pain syndrome. Am J Sports Med 2006;34(4):630–6.

65. Song CY, Lin JJ, Jan MH, et al. The role of patellar alignment and tracking in vivo: the potential mechanism of patellofemoral pain syndrome. Phys Ther Sport 2011;12(3):140–7.

66. Amis AA, Senavongse W, Bull AM. Patellofemoral kinematics during knee flexion-extension: an in vitro study. J Orthop Res 2006;24(12):2201–11.

67. Katchburian MV, Bull AM, Shih YF, et al. Measurement of patellar tracking: assessment and analysis of the literature. Clin Orthop Relat Res 2003;412: 241–59.

68. MacIntyre NJ, Hill NA, Fellows RA, et al. Patellofemoral joint kinematics in individuals with and without patellofemoral pain syndrome. J Bone Joint Surg Am 2006;88(12):2596–605.

69. Salsich GB, Perman WH. Tibiofemoral and patellofemoral mechanics are altered at small knee flexion angles in people with patellofemoral pain. J Sci Med Sport 2013;16(1):13–7.

70. Souza RB, Draper CE, Fredericson M, et al. Femur rotation and patellofemoral joint kinematics: a weight-bearing magnetic resonance imaging analysis. J Orthop Sports Phys Ther 2010;40(5):277–85.

71. Connolly KD, Ronsky JL, Westover LM, et al. Differences in patellofemoral contact mechanics associated with patellofemoral pain syndrome. J Biomech 2009; 42(16):2802–7.

72. Luyckx T, Didden K, Vandenneucker H, et al. Is there a biomechanical explanation for anterior knee pain in patients with patella alta?: influence of patellar

height on patellofemoral contact force, contact area and contact pressure. J Bone Joint Surg Br 2009;91(3):344–50.

73. Pal S, Draper CE, Fredericson M, et al. Patellar maltracking correlates with vastus medialis activation delay in patellofemoral pain patients. Am J Sports Med 2011;39(3):590–8.

74. Lin YF, Lin JJ, Jan MH, et al. Role of the vastus medialis obliquus in repositioning the patella: a dynamic computed tomography study. Am J Sports Med 2008; 36(4):741–6.

75. Lian OB, Engebretsen L, Bahr R. Prevalence of jumper's knee among elite athletes from different sports: a cross-sectional study. Am J Sports Med 2005;33(4): 561–7.

76. Zwerver J, Bredeweg SW, van den Akker-Scheek I. Prevalence of jumper's knee among nonelite athletes from different sports: a cross-sectional survey. Am J Sports Med 2011;39(9):1984–8.

77. Kettunen JA, Kvist M, Alanen E, et al. Long-term prognosis for jumper's knee in male athletes. A prospective follow-up study. Am J Sports Med 2002;30(5): 689–92.

78. DeLee J, Drez D, Miller MD. DeLee & Drez's orthopaedic sports medicine: principles and practice. 3rd edition. Philadelphia: Saunders/Elsevier; 2010.

79. Larsson ME, Kall I, Nilsson-Helander K. Treatment of patellar tendinopathy—a systematic review of randomized controlled trials. Knee Surg Sports Traumatol Arthrosc 2012;20(8):1632–46.

80. Jonsson P, Alfredson H. Superior results with eccentric compared to concentric quadriceps training in patients with jumper's knee: a prospective randomised study. Br J Sports Med 2005;39(11):847–50.

81. Malliaras P, Barton CJ, Reeves ND, et al. Achilles and patellar tendinopathy loading programmes: a systematic review comparing clinical outcomes and identifying potential mechanisms for effectiveness. Sports Med 2013;43(4): 267–86.

82. Woodley BL, Newsham-West RJ, Baxter GD. Chronic tendinopathy: effectiveness of eccentric exercise. Br J Sports Med 2007;41(4):188–98 [discussion: 99].

83. Skjong CC, Meininger AK, Ho SS. Tendinopathy treatment: where is the evidence? Clin Sports Med 2012;31(2):329–50.

84. Bowman KF Jr, Muller B, Middleton K, et al. Progression of patellar tendinitis following treatment with platelet-rich plasma: case reports. Knee Surg Sports Traumatol Arthrosc 2013;21(9):2035–9.

85. Maffulli N, Longo UG, Denaro V. Novel approaches for the management of tendinopathy. J Bone Joint Surg Am 2010;92(15):2604–13.

86. Frontera WR, Silver JK, Rizzo TD. Essentials of physical medicine and rehabilitation: musculoskeletal disorders, pain, and rehabilitation. 2nd edition. Philadelphia: Saunders/Elsevier; 2008.

87. Ogden JA, Southwick WO. Osgood-Schlatter's disease and tibial tuberosity development. Clin Orthop Relat Res 1976;(116):180–9.

88. Kujala UM, Kvist M, Heinonen O. Osgood-Schlatter's disease in adolescent athletes. Retrospective study of incidence and duration. Am J Sports Med 1985;13(4):236–41.

89. Jarvinen M. Epidemiology of tendon injuries in sports. Clin Sports Med 1992; 11(3):493–504.

90. Medlar RC, Lyne ED. Sinding-Larsen-Johansson disease. Its etiology and natural history. J Bone Joint Surg Am 1978;60(8):1113–6.

91. Krause BL, Williams JP, Catterall A. Natural history of Osgood-Schlatter disease. J Pediatr Orthop 1990;10(1):65–8.
92. Falvey EC, Clark RA, Franklyn-Miller A, et al. Iliotibial band syndrome: an examination of the evidence behind a number of treatment options. Scand J Med Sci Sports 2010;20(4):580–7.
93. van der Worp MP, van der Horst N, de Wijer A, et al. Iliotibial band syndrome in runners: a systematic review. Sports Med 2012;42(11):969–92.
94. Lavine R. Iliotibial band friction syndrome. Curr Rev Musculoskelet Med 2010; 3(1–4):18–22.
95. Baker RL, Souza RB, Fredericson M. Iliotibial band syndrome: soft tissue and biomechanical factors in evaluation and treatment. PM R 2011;3(6):550–61.
96. Strauss EJ, Kim S, Calcei JG, et al. Iliotibial band syndrome: evaluation and management. J Am Acad Orthop Surg 2011;19(12):728–36.
97. Fairclough J, Hayashi K, Toumi H, et al. The functional anatomy of the iliotibial band during flexion and extension of the knee: implications for understanding iliotibial band syndrome. J Anat 2006;208(3):309–16.
98. Ellis R, Hing W, Reid D. Iliotibial band friction syndrome—a systematic review. Man Ther 2007;12(3):200–8.
99. Dye SF, Vaupel GL, Dye CC. Conscious neurosensory mapping of the internal structures of the human knee without intraarticular anesthesia. Am J Sports Med 1998;26(6):773–7.
100. Dragoo JL, Johnson C, McConnell J. Evaluation and treatment of disorders of the infrapatellar fat pad. Sports Med 2012;42(1):51–67.
101. Saddik D, McNally EG, Richardson M. MRI of Hoffa's fat pad. Skeletal Radiol 2004;33(8):433–44.
102. von Engelhardt LV, Tokmakidis E, Lahner M, et al. Hoffa's fat pad impingement treated arthroscopically: related findings on preoperative MRI in a case series of 62 patients. Arch Orthop Trauma Surg 2010;130(8):1041–51.
103. Kumar D, Alvand A, Beacon JP. Impingement of infrapatellar fat pad (Hoffa's disease): results of high-portal arthroscopic resection. Arthroscopy 2007; 23(11):1180–6.e1.
104. Duri ZA, Patel DV, Aichroth PM. The immature athlete. Clin Sports Med 2002; 21(3):461–82, ix.
105. Bellary SS, Lynch G, Housman B, et al. Medial plica syndrome: a review of the literature. Clin Anat 2012;25(4):423–8.
106. Lyu SR. Relationship of medial plica and medial femoral condyle during flexion. Clin Biomech (Bristol, Avon) 2007;22(9):1013–6.
107. Sznajderman T, Smorgick Y, Lindner D, et al. Medial plica syndrome. Isr Med Assoc J 2009;11(1):54–7.
108. Liu DS, Zhuang ZW, Lyu SR. Relationship between medial plica and medial femoral condyle—a three-dimensional dynamic finite element model. Clin Biomech (Bristol, Avon) 2013;28(9–10):1000–5.
109. Kim SJ, Lee DH, Kim TE. The relationship between the MPP test and arthroscopically found medial patellar plica pathology. Arthroscopy 2007;23(12): 1303–8.
110. Weckstrom M, Niva MH, Lamminen A, et al. Arthroscopic resection of medial plica of the knee in young adults. Knee 2010;17(2):103–7.
111. Grelsamer RP, Weinstein CH. Applied biomechanics of the patella. Clin Orthop Relat Res 2001;(389):9–14.
112. Outerbridge RE. The etiology of chondromalacia patellae. J Bone Joint Surg Br

1961;43B:752–7.

113. Hjelle K, Solheim E, Strand T, et al. Articular cartilage defects in 1,000 knee arthroscopies. Arthroscopy 2002;18(7):730–4.

114. Wall EJ, Vourazeris J, Myer GD, et al. The healing potential of stable juvenile osteochondritis dissecans knee lesions. J Bone Joint Surg Am 2008;90(12): 2655–64.

115. Pill SG, Ganley TJ, Milam RA, et al. Role of magnetic resonance imaging and clinical criteria in predicting successful nonoperative treatment of osteochondritis dissecans in children. J Pediatr Orthop 2003;23(1):102–8.

116. Abouassaly M, Peterson D, Salci L, et al. Surgical management of osteochondritis dissecans of the knee in the paediatric population: a systematic review addressing surgical techniques. Knee Surg Sports Traumatol Arthrosc 2013 [Epub ahead of print]. PMID: 23680989.

117. Miniaci A, Tytherleigh-Strong G. Fixation of unstable osteochondritis dissecans lesions of the knee using arthroscopic autogenous osteochondral grafting (mosaicplasty). Arthroscopy 2007;23(8):845–51.

118. Matheson GO, Clement DB, McKenzie DC, et al. Stress fractures in athletes. A study of 320 cases. Am J Sports Med 1987;15(1):46–58.

119. Drabicki RR, Greer WJ, DeMeo PJ. Stress fractures around the knee. Clin Sports Med 2006;25(1):105–15, ix.

120. Mason RW, Moore TE, Walker CW, et al. Patellar fatigue fractures. Skeletal Radiol 1996;25(4):329–32.

121. Milgrom C, Giladi M, Stein M, et al. Stress fractures in military recruits. A prospective study showing an unusually high incidence. J Bone Joint Surg Br 1985;67(5):732–5.

122. Tejwani SG, Motamedi AR. Stress fracture of the tibial tubercle in a collegiate volleyball player. Orthopedics 2004;27(2):219–22.

123. Levi JH, Coleman CR. Fracture of the tibial tubercle. Am J Sports Med 1976; 4(6):254–63.

124. Boden BP, Osbahr DC, Jimenez C. Low-risk stress fractures. Am J Sports Med 2001;29(1):100–11.

125. Boden BP, Osbahr DC. High-risk stress fractures: evaluation and treatment. J Am Acad Orthop Surg 2000;8(6):344–53.

126. Shindle MK, Endo Y, Warren RF, et al. Stress fractures about the tibia, foot, and ankle. J Am Acad Orthop Surg 2012;20(3):167–76.

127. Raasch WG, Hergan DJ. Treatment of stress fractures: the fundamentals. Clin Sports Med 2006;25(1):29–36, vii.

128. Carmont M, Mei-Dan O, Bennell KL. Stress fracture management: current classification and new healing modalities. Oper Tech Sports Med 2009;17(2): 81–9.

129. Young AJ, McAllister DR. Evaluation and treatment of tibial stress fractures. Clin Sports Med 2006;25(1):117–28, x.

130. Medscape General Medicine 1999;(1):1. Available at: http://www.medscape.com/viewarticle/717387.

131. Ficat RP, Philippe J, Hungerford DS. Chondromalacia patellae: a system of classification. Clin Orthop Relat Res 1979;144:55–62.

132. Bjorkstrom S, Goldie IF, Wetterqvist H. Intramedullary pressure of the patella in chondromalacia. Arch Orthop Trauma Surg 1980;97(2):81–5.

133. Arnoldi CC. Patellar pain. Acta Orthop Scand Suppl 1991;244:1–29.

134. Hejgaard N, Diemer H. Bone scan in the patellofemoral pain syndrome. Int

Orthop 1987;11(1):29–33.

135. Saupe H. Primäre Krochenmark serelung der kniescheibe. Deutsche Z Chir 1943;258:386–92. http://dx.doi.org/10.1007/BF02793437.

136. Weaver JK. Bipartite patellae as a cause of disability in the athlete. Am J Sports Med 1977;5(4):137–43.

137. Weckstrom M, Parviainen M, Pihlajamaki HK. Excision of painful bipartite patella: good long-term outcome in young adults. Clin Orthop Relat Res 2008; 466(11):2848–55.

138. Ruotolo C, Nottage WM, Flatow EL, et al. Controversial topics in shoulder arthroscopy. Arthroscopy 2002;18(2 Suppl 1):65–75.

139. Hiemstra LA, Kerslake S, Lafave M, et al. Introduction of a classification system for patients with patellofemoral instability (WARPS and STAID). Knee Surg Sports Traumatol Arthrosc 2013 [Epub ahead of print]. PMID: 23536205.

140. Bolgla LA, Malone TR, Umberger BR, et al. Comparison of hip and knee strength and neuromuscular activity in subjects with and without patellofemoral pain syndrome. Int J Sports Phys Ther 2011;6(4):285–96.

141. Fredericson M, Yoon K. Physical examination and patellofemoral pain syndrome. Am J Phys Med Rehabil 2006;85(3):234–43.

142. Halabchi F, Mazaheri R, Seif-Barghi T. Patellofemoral pain syndrome and modifiable intrinsic risk factors; how to assess and address? Asian J Sports Med 2013; 4(2):85–100.

143. Lankhorst NE, Bierma-Zeinstra SM, van Middelkoop M. Factors associated with patellofemoral pain syndrome: a systematic review. Br J Sports Med 2013;47(4): 193–206.

144. Natri A, Kannus P, Jarvinen M. Which factors predict the long-term outcome in chronic patellofemoral pain syndrome? A 7-yr prospective follow-up study. Med Sci Sports Exerc 1998;30(11):1572–7.

145. Chester R, Smith TO, Sweeting D, et al. The relative timing of VMO and VL in the aetiology of anterior knee pain: a systematic review and meta-analysis. BMC Musculoskelet Disord 2008;9:64.

146. Pattyn E, Mahieu N, Selfe J, et al. What predicts functional outcome after treatment for patellofemoral pain? Med Sci Sports Exerc 2012;44(10):1827–33.

147. Prins MR, van der Wurff P. Females with patellofemoral pain syndrome have weak hip muscles: a systematic review. Aust J Physiother 2009;55(1):9–15.

148. Fukuda TY, Rossetto FM, Magalhaes E, et al. Short-term effects of hip abductors and lateral rotators strengthening in females with patellofemoral pain syndrome: a randomized controlled clinical trial. J Orthop Sports Phys Ther 2010;40(11): 736–42.

149. Barton CJ, Lack S, Malliaras P, et al. Gluteal muscle activity and patellofemoral pain syndrome: a systematic review. Br J Sports Med 2013;47(4):207–14.

150. Meira EP, Brumitt J. Influence of the hip on patients with patellofemoral pain syndrome: a systematic review. Sports Health 2011;3(5):455–65.

151. Powers CM. The influence of abnormal hip mechanics on knee injury: a biomechanical perspective. J Orthop Sports Phys Ther 2010;40(2):42–51.

152. Waryasz GR, McDermott AY. Patellofemoral pain syndrome (PFPS): a systematic review of anatomy and potential risk factors. Dyn Med 2008;7:9.

153. Loudon JK, Wiesner D, Goist-Foley HL, et al. Intrarater reliability of functional performance tests for subjects with patellofemoral pain syndrome. J Athl Train 2002;37(3):256–61.

154. Piva SR, Goodnite EA, Childs JD. Strength around the hip and flexibility of soft

tissues in individuals with and without patellofemoral pain syndrome. J Orthop Sports Phys Ther 2005;35(12):793–801.

155. Witvrouw E, Lysens R, Bellemans J, et al. Intrinsic risk factors for the development of anterior knee pain in an athletic population. A two-year prospective study. Am J Sports Med 2000;28(4):480–9.

156. White LC, Dolphin P, Dixon J. Hamstring length in patellofemoral pain syndrome. Physiotherapy 2009;95(1):24–8.

157. Hudson Z, Darthuy E. Iliotibial band tightness and patellofemoral pain syndrome: a case-control study. Man Ther 2009;14(2):147–51.

158. Winslow J, Yoder E. Patellofemoral pain in female ballet dancers: correlation with iliotibial band tightness and tibial external rotation. J Orthop Sports Phys Ther 1995;22(1):18–21.

159. Dieter BP, McGowan CP, Stoll SK, et al. Muscle activation patterns and patellofemoral pain in cyclists. Med Sci Sports Exerc 2014;46(4):753–61.

160. Ferber R, Kendall KD, Farr L. Changes in knee biomechanics after a hip-abductor strengthening protocol for runners with patellofemoral pain syndrome. J Athl Train 2011;46(2):142–9.

161. Dierks TA, Manal KT, Hamill J, et al. Proximal and distal influences on hip and knee kinematics in runners with patellofemoral pain during a prolonged run. J Orthop Sports Phys Ther 2008;38(8):448–56.

162. Noehren B, Hamill J, Davis I. Prospective evidence for a hip etiology in patellofemoral pain. Med Sci Sports Exerc 2013;45(6):1120–4.

第 5 章　髌骨不稳定

Jason L. Koh，Cory Stewart

关键词

- 髌骨　● 不稳定　● 膝关节　● 损伤　● 脱位
- 内侧髌股韧带

关键点

- 髌骨不稳定是一种常见的损伤，可能会导致明显的活动受限，长时间反复的伤害累积将诱发关节炎。
- 对骨的对线（胫骨结节－滑车沟的距离）、高位髌骨、股骨滑车发育不良和内侧髌股韧带股骨起点（MPFL）的认识很重要。
- MPFL 重建需要精确控制移植物的位置并确保移植物张力最小。
- 胫骨结节截骨对治疗骨性对线不佳以及髌股关节病具有一定的意义。
- 股骨滑车成型术是一个技术要求很高的术式，可能损伤关节软骨，其作用仍需进一步研究。

引言

　　髌骨不稳定是一种常见的致残性损伤，通常影响年轻、活动量大的人[1]，可能会导致明显的活动受限[2,3]、长期损伤继发关节炎[4]。因此，髌骨不稳定是人类社会疾病谱的一个重要原因。在过去，各种治疗方法都试过并取得不同程度的成功。对髌骨不稳定的病理生理机制的理解取得了长足的进步。更多的治疗和技术手段不断研发，对疾病的了解和技术的进步有助于提高髌骨不稳定的治疗效果[5]。

　　髌骨脱位占所有膝关节损伤的 3%。总的发病率约为 1/1000。大多数髌骨脱位的患者是年轻人（年龄 10～16 岁）、女性[1,6]。非手术治疗的患者复发率差异很大，但是，总的来说，首次脱位后再次脱位可能性不大[1,7]。次脱位的患者，进一步脱位的风险为 50%。磁共振成像（MRI）诊断有内侧髌股韧带（MPFL）损伤的患者再脱位率更高[8]。

髌股关节不稳定的原因是多方面的。解剖变异导致不稳的因素有髌骨和滑车的骨性结构变异、整体的下肢力线、周围软组织的完整性、系统性疾病对结缔组织的影响以及患者总的肌张力[9]。

解剖和髌股关节的评估

解剖

髌股关节包括髌骨的下表面和股骨远端前表面的软骨部分——滑车沟。髌骨是一个嵌入股四头肌肌腱内部的籽骨,该肌腱和股骨形成复杂的滑动关联。髌骨可增加伸膝时肌肉的力学效应,同时保护膝关节[10]。滑车沟的深度和陡度影响髌股关节的固有稳定性[11, 12]。

在孕 2 个月时,髌股关节具有成人正常膝关节同样的形态以及出生时的力学特性和活动范围。随着进一步发育,髌骨下软骨厚达 6~7mm,成为人体中最厚的软骨表面。髌骨的下表面由 2 个独立的面组成:外侧关节面较长,没那么陡,和滑车的外侧面匹配。膝关节只在过屈时髌骨的内侧面和滑车才发生接触,其他时候只有髌骨外侧面和滑车接触[13]。

内侧解剖稳定结构包括髌股韧带(MPFL),髌骨半月板韧带和髌胫韧带,这是主要的限制髌骨外侧运动的韧带。其中最强劲的是 MPFL,它是股内侧斜肌深部的韧带延续[14]。

尸体研究表明,MPFL 抗拉强度 208N,占限制髌骨外侧移位总阻力的 50%~60%。在伸膝时 MPFL 张力最大,当膝关节屈曲髌骨进入滑车时 MPFL 张力最小,此时关节骨性接触提供稳定性[14]。MPFL 的髌骨止点位于髌骨的上内、中内缘。近期的研究致力于 MPFL 的股骨定位以更好地恢复韧带张力[14-17]。股骨止点的平均宽度后为 11~20mm,位于内上髁和大收肌止点的中点处[14, 15, 18, 19]。一些研究者描述了股骨止点的影像学标志,即 Schottle 点[20, 21],位于后皮质延伸线前方 1mm,股骨内侧髁后缘远端 2.5mm,Blumensaat 线后方止点的近端。

外侧软组织约束带的解剖更为复杂。浅层在后为浅斜支持带,前外侧限制主要由股外侧肌的扩张部组成。深层则和内侧结构相似,其组成是深横韧带、上髁髌韧带和与髌骨下极相连、并发出纤维到半月板及其下方胫骨的髌胫韧带。上髁髌韧带不直接附着于胫骨,但附着在髂胫束(ITB)[22]的远端和近端止点上。因此,ITB 的松紧度将通过外侧支持带影响外侧结构的稳定性。外侧支持带提供大约 22% 的外移软组织约束力,是髌骨外侧脱位重要的稳定机制[23, 24]。内外侧支持带在屈膝 20 度到完全伸直之间是最有效的[12, 14, 23]。

一旦髌骨进入滑车,骨性解剖将提供髌股关节的固有稳定性。在屈曲 20° 到

30°时，髌骨固定于滑车沟内[13]。因此，症状性髌骨不稳通常在髌骨进入滑车沟之前出现。高位髌骨脱位复发风险增高，因为髌骨必须在更大的膝关节屈曲角度时才能进入滑车沟。此外，高位髌骨位置高，接触面更少[3, 25, 26]。

临床病史及体格检查

详细病史和体格检查对髌骨不稳定性的评价和治疗是非常重要的。患者的年龄和性别与复发风险有相关性。必须详细记录既往明确的脱位或半脱位事件的次数以及发生背景。还需记录患者全身韧带松弛和多关节脱位的病史及家族史、既往手术史和术式以及与患者的功能状态相关的其他情况，包括患者在日常生活、工作、运动中的体力活动类型，特别是涉及剪切和旋转动作的活动。注意区分脱位和股四头肌反射抑制所产生的打软腿。应确定疼痛的位置以及触发疼痛的活动类型，特别是那些涉及髌股关节负荷的活动。

髌骨不稳定患者体格检查应包括：总的肢体对线（包括髋关节和膝关节的旋转）和全身韧带松弛程度；股四头肌的大小、张力及强度，同时在单腿下蹲动作中评估下肢的动态力线。髌骨外移恐惧及没有固定的外移终止点提示之前有脱位和 MPFL 损伤的可能。髌骨的运动轨迹（J 征）、倾斜角度、活动性以及捻发音、水肿等应予以记录。患者内侧支持带松弛可能在伸膝位出现假性的 Q 角偏低[9, 27]，所以屈膝位 Q 角更可靠，更能准确地确定滑车沟和胫骨的关系。髌骨以及 MPFL 走行的压痛点也要加以注意。

影像学

髌股关节的影像学检查包括 X 线、骨扫描、计算机断层扫描（CT）和磁共振成像。不同的影像学检查可以提供相关的解剖信息，有时还可提示疼痛或不稳定的原因。

X 线片

通过仔细阅读准备到位的 X 线片，将获取很多重要的信息，比如异常解剖导致的髌骨不稳定，关节炎和游离体等。标准的前后位和罗森伯格位（前后 45 度，负重）片主要提供关于股胫关节和关节炎的信息，但如仔细读片也可识别游离体或小的髌骨内侧撕脱骨折。X 线侧位片可以提供髌股关节的很多重要信息[28, 29]。如果拍摄标准到位（髁重叠差值 <5mm），侧位片不仅能看到关节炎表现，也能了解髌骨高度、滑车发育不良和髌骨倾斜度。

髌骨高度通常通过在膝关节侧位片上测量髌骨大小和胫骨骨性标志的不同比值进行计算[28]。Caton-Deschamps 比值是髌骨关节面长度与胫骨前上缘的距离的比值。Blackburne-Peel 比值是指髌骨关节面的长度和其延长线与胫骨平台水平交点之间距离的比值。Insall-Salvati 比值是髌骨总长度与髌腱的比值。正常值在 $1:1 \sim 1:1.2$ 的范围内,如果达到 $1:1.3$,则可确诊高位髌骨,可能需要进行胫骨结节远端移位手术。Caton Deschamps 和 Blackburne Peel 比值的测量信度高于 Insall-Salvati 比值 [30-32],且能用来评估胫骨结节截骨术的手术效果。因此,这 2 个比值更受临床医生推崇。

滑车发育不良可通过标准的侧位片进行检查。在侧位片上,滑车发育不良显示为交叉征,即滑车沟线与股骨髁前方(而非股骨前方皮质)相交。为了准确评估滑车,侧位片要求两个股骨髁的重叠值应小于 5mm。Dejour 及其同事 [33] 依据滑车上马刺征和双轮廓线 [34] 等形态学特征对滑车发育不良做了进一步的分类。

髌骨轴位片可以了解软骨缺如、骨赘增生以及髌骨相对倾斜角度和半脱位。美国最常用的是 Merchant 位片,即屈膝 $30° \sim 45°$ 摄片。评估髌骨和滑车相对关系的角度和指标有很多;然而,多达 20% 的正常膝在轴位片上表现为半脱位 [28]。此外,轴位片很难获得屈膝角度较小时的信息,而膝关节屈曲 30 度时髌骨开始进入滑车沟,因此,传统轴位片对于评估髌骨不稳定的价值有限。随着轴向影像技术的提高,这些测量的相对重要性已逐步减少。

骨扫描

骨扫描分辨率通常低于其他影像学检查,但可以提供有关骨代谢活动的有价值的信息。髌股关节疼痛患者表现为弥漫性摄取增加。而局部摄取增加可见于因局部超负荷或症状性软骨缺损出现局部骨质代谢活跃的患者 [35]。局部摄取增加的患者治疗方法包括减少活动或针对性的治疗局灶性软骨缺损、减轻疼痛。

CT 扫描

CT 能提供有价值的轴向成像信息且分辨率较高。主要用途是评估胫骨结节 - 滑车沟(TT-TG)距离。TT-TG 距离平均值为 9mm[10],超过 20mm 则高度怀疑(>90%)髌骨不稳定 [33]。CT 成像也可以用来评估股骨和胫骨的相对侧偏,它们可能也是髌骨不稳的原因之一。

MRI

磁共振成像对评估髌骨不稳定的关节软骨和软组织损伤有重要价值。髌骨不稳患者常见髌骨内侧关节软骨损伤以及复位时外力导致的外侧股骨髁骨挫伤。磁共振成像还有助于确定内侧软组织损伤的位置和程度。多数患者可见 MPFL 损伤。MPFL 损伤位置不一,可发生于股骨止点(约 50%)、髌骨止点(76%)或体部(20%);多达 49% 的患者存在多部位损伤 [36]。MRI 也可用于测量 TT-TG 距离,以滑车关节软骨为滑车沟中心。MRI 的 TT-TG 距离测量值平均比 CT 测量值少 3.8mm[37]。

治疗

非手术治疗

髌股关节疼痛患者非手术治疗决策的核心包括：制动的方法和时间以及物理治疗的时机和重点。一般说来，髌骨脱位早期治疗的目标是减少肿胀，锻炼强化周围的肌肉，提高膝关节的活动范围。

初始制动方法包括石膏、夹板或支具固定。患者可以石膏固定于完全伸直或部分屈曲位。对原发性髌骨脱位患者的长期研究提示，使用传统石膏固定 6 周的患者再脱位风险最低，但关节僵硬的风险最高。而使用髌骨支具固定的患者再次脱位风险比石膏固定高 3 倍[38]。

多位学者对比了手术和非手术治疗首次脱位患者的疗效。Buncher 和同事[39]经过 8 年随访发现手术和保守治疗在再脱位发生率、活动水平、功能结果和主观结果等方面均无显著性差异。Palmu 及其同事[40]进行了一项类似的前瞻性随机对照研究，62 例患者随机分组，接受手术或保守治疗。结果发现两者在主观结果、复发不稳定、功能及活动评分等方面均无显著性差异。

另一项样本较小的研究中，Arnbjornsson 及其同事[4]对 21 例双侧髌骨脱位患者随访了 14 年。所有患者接受单侧下肢手术治疗而对侧非手术治疗。长期随访发现，手术侧肢体有更严重的关节炎，且脱位风险更高[4]。

髌骨不稳定患者物理治疗的核心是股四头肌和臀部肌肉闭链训练、髌骨粘贴带和本体感觉训练。臀部肌肉闭链训练可增加股骨外旋并减少步态周期中的 Q 角[41]。股四头肌肌力训练特别是股内斜肌肌力训练有利于控制髌骨在滑车沟内的过度外移。髌骨粘贴带证实可以控制康复过程中髌骨过度活动，并在爬楼梯过程中先激活股内斜肌，再激活股外侧肌[42, 43]。

对于首次脱位的患者是否选择早期手术干预，必须考虑患者的滑车发育不良程度和软组织松弛度。而对于反复多次脱位的患者，因其再脱位的风险高，保守治疗可能不予考虑[8]。如前所述，MRI 发现有 MPFL 损伤的患者再脱位风险高，应考虑早期手术干预。

手术治疗

手术治疗的适应证与患者的疼痛和功能有关。通常情况下，患者在休息时症状轻微，但因为恐惧功能活动受到明显限制[44]。因此，复发的风险是治疗中需考虑的一个重要因素。其他手术适应证包括有症状的游离体或软骨病变。在一般情况下，仅有过一次半脱位或脱位史的患者复发率较低，通常不需要手术。对美国国家橄榄球联盟的队医调查表示，大部分队医认为如果没有游离体，不建议立即进行手术治疗[9]。但是，如果患者持续恐惧脱位或发生二次脱位事件，鉴于复发率比较高，通常推荐手术治疗。此外，对于存在明显解剖异常的患者，我们考虑早期固定。

髌骨不稳定的手术治疗主要是修复结构损伤，如果复发风险高，同时修复可能增加复发风险的异常解剖结构，同时避免增加关节软骨的异常负荷导致关节炎。手术方法包括 MPFL 修复或重建、胫骨结节截骨成形术（内移或远端移动），部分情况下还可考虑滑车成形术。目前外科手术的目的是重建正常解剖结构，而不是强加一个不符合解剖特点的外力约束。在一般情况下，因病变类型和损伤程度不同，每个人的治疗方法也可能不同。

关节镜和微创技术

髌骨不稳定的微创治疗包括关节镜下或小切口微创内侧支持带紧缩术，通常仅适用于骨对线不良或滑车发育不良较为轻微的患者；或辅助截骨手术提供软组织平衡。目前文献不支持单独行关节镜下外侧支持带松解，因为该手术会增加髌骨外侧活动度[23]甚至导致内侧不稳定[45]。国际髌股关节研究小组建议单纯外侧松解不能用于髌骨不稳定的治疗[46]。对于髌骨内侧支持带松弛需要处理的患者，我们推荐 Halbrecht[47]介绍的方法，腰麻穿刺针通过 MPFL，将缝线导入关节腔，自套管针导出。随后，腰麻穿刺针先往后收，然后再自皮下推进将缝线再次穿过 MPFL，退出缝线环，然后于关节镜下在关节内打结。此过程重复4至6次。

内侧支持带紧缩术短期随访效果满意[47-52]。但滑车发育不良患者术后早期再脱位率较高，因此该人群不推荐使用单一内侧支持带紧缩术进行治疗[53]。联合胫骨结节截骨术进行治疗时可有效降低残余的内侧松弛。

MPFL 股骨止点撕脱骨折的开放修复手术治疗效果尚可。但梅奥诊所最近的一篇文章谈到这个技术有约 28% 的失败率[54-57]。手术细节方面首先要认识到并不是所有的 MPFL 损伤发生在股骨止点[55]。第二，明确内侧髌股韧带的股骨止点，并确保膝关节弯曲时修复组织的张力变化可适度增加软组织松弛度。MPFL 体部损伤或髌骨止点处修复不能解决问题时，采取股骨止点处修复。非解剖或过高张力修复可能导致髌股关节负荷过度，手术失败，应予以避免。我们建议仔细确认股骨端止点即 Schottle 点，其次是切开充分显露以便于评估内收肌结节、内上髁和韧带的股骨止点，后者恰好位于前两者之间的马鞍凹陷处。膝关节弯曲时，髌骨滑入滑车，此时 MPFL 应保持低张力松弛状态。在适当的位置放置缝合锚钉并将韧带编织缝合，以确保组织牢固固定。最理想的情况下，该术式可恢复原来 MPFL 的低强度股骨附着[58]。该术式推荐用于 MPFL 股骨止点撕脱骨折但几乎没有骨对线不良或滑车发育不良的患者；或者作为股骨远端重建术后残余内侧软组织松弛状况的补充术式。

MPFL 重建

　　MPFL 重建是一个技术要求很高的手术，目的是重建限制髌骨外移的内侧约束装置。萎缩或松弛的 MPFL 可通过不同技术进行移植重建，通常选择具有比原生组织硬度更高、抗拉断能力更强的移植物。可选择的移植物包括同种异体或自体半腱肌腱、股薄肌腱、骨 - 髌腱 - 骨、股四头肌肌腱、大收肌腱；以及同种异体胫骨前肌肌腱。移植物固定方法有多种，髌骨固定方式包括骨道套环固定、骨皮质纽扣、界面螺钉或缝合锚钉固定于髌骨；也可固定于内侧支持带。股骨端固定技术包括隧道锁扣固定、锚钉固定或套环缝合在大收肌腱周围 [9, 59-70]。

　　目前重建术式很多，成功的关键是必须遵循生物力学原理。特别是选择高强度高硬度的移植物，精确定位并调整张力大小，这样既能提供必要的限制力又不影响膝关节活动，不会增加髌骨内侧关节面软骨负荷，不会导致髌骨内侧半脱位。完全伸膝时，正常 MPFL 张力允许髌骨有约 10mm 的向外平移。髌骨滑入滑车后张力变小。MPFL 重建模型显示，移植物近端错位 5mm 或长度短缩 3mm 将导致髌骨内侧面应力显著增加（> 50%）[71]。10N 的张力可以显著增加髌股关节接触面压力 [72]。定位不佳将导致严重的并发症如髌骨骨折，活动受限或关节病 [73, 74]。值得注意的是，临床上非解剖重建很常见 [75]。最近的一篇文章报道，64% 的隧道位置不良 [76]。目前很难确定移植物张力不适的比例有多高，但系统综述发现 MPFL 术后并发症的发生率为 26.1%，再手术率为 15.8%[73]。

　　MPFL 重建结果表明，在大多数情况下，术后能恢复良好的髌骨稳定性。本章推荐的 MPFL 重建术适用于内侧软组织松弛或萎缩、伴有轻度到中度力线不良和滑车发育不良的患者。皮肤切口起自髌骨内缘中上或上方，切开直达滑膜内衬浅处的髌骨内缘。清除切口内自内上角至髌骨内缘中点的所有软组织，使用骨刀挖一个骨槽。使用缝合锚钉分别于髌骨内上角和内缘中点处固定。

　　内侧髌股韧带的股骨止点最初使用 X 透视辅助确定 Schottle 点。纵形皮肤切口充分显露收肌结节和内上髁，在 X 透视和解剖联合指引下将导针放置于股骨止点处。将锚钉缝线经股内斜肌下层送到至内侧髌股韧带的股骨止点，在导针周围打结保持适度的张力。检查膝关节活动范围内移植物张力大小。如果股骨止点定位合适，膝关节弯曲时张力应减小。

　　定位完成后，注意力再次转移到髌骨上来。使用锚钉将半腱肌移植物固定在预置好的髌骨骨槽内。游离端送达至导针，再次活动关节评估移植物的张力。沿导针钻取大小合适的骨道，保持膝关节屈曲 30 度，将移植物的另一端植入隧道内，可使用垫片类器械（如合上的 Mayo 剪刀）以避免张力过大。然后使用软组织螺钉固定移植物。通过活动膝关节评估移植物张力，屈膝开始阶段髌骨应能向外侧平移，完全伸膝时外移范围约 1cm。

胫骨结节截骨

对于 TT-TG 距离太长或高位髌骨等髌骨不稳定患者，胫骨结节截骨术的优势在于能够同时纠正导致髌骨不稳的生物力学因素。此外，Furkerson[77] 提出胫骨结节截骨前内侧移位术可以减轻受累关节软骨的应力负荷 [78, 79]。我们推荐胫骨结节截骨移位术的适应证包括：中度至重度 TT-TG 异常、高位髌骨、Caton-Deschamps 比值大于 1.4 或髌骨不稳合并远端外侧关节软骨损伤。截骨术的技术有多种，最常用的是 Elmslie Trillat 内侧移位术 [80] 和 Fulkerson 胫骨结节前内侧移位术。Furkerson 的方法优势在于卸除远端及外侧关节面的软骨负荷改善髌骨轨迹。调整截骨的倾斜度可控制卸除负荷的大小。Hauser 手术，即胫骨结节后内侧转位术失败率高，而且可能增加关节应力导致关节病，不推荐。

与胫骨结节截骨相关的并发症包括过度内侧移位（可通过术前合理规划髌骨移位的长度来避免）、胫骨结节不愈合、胫骨结节骨折、胫骨骨折。胫骨结节不愈合很罕见，通常是由固定不良或膝关节内环境较差导致。胫骨结节骨折可通过设定移植物的长度和宽度避免，通常情况下，建议移植物长度最少 5cm。胫骨骨折在截骨较深 [81]、切口较斜时风险更高，术后提前负重的患者也可能发生胫骨骨折。因此，我们建议保护性负重时间不少于 6 到 8 周 [82, 83]。

我们使用的技术之前曾在文献中具体描述过 [84]。简单来说，关节镜下仔细探查后，在胫骨结节处做纵行切口长度约 5cm。确定结节的内外缘，仔细分离并牵开前外侧的肌肉。摆锯斜向截取一个长 5cm 的锥形截骨块，术中用生理盐水冲洗冷却，锯片角度自前内侧斜向外侧。截骨块近端使用骨凿完成。将胫骨结节内移约 1cm，以克氏针临时固定。必要时，骨块远端转位以矫正高位髌骨。这时根据临床和关节镜下表现评估髌骨的轨迹和稳定性；如果满意，且没有过度内移，就以双皮质骨加压螺钉固定结节块，螺钉远端要过对侧皮质。使用电钻时要注意屈膝 90 度，使后方的神经大血管远离骨质，并注意穿过对侧皮质后，电钻不能插的太深。然后再次评估髌骨轨迹。如果残余外侧松弛，则进行内侧修复或重叠缝合，直到取得良好的髌骨平衡。一般做了胫骨结节移位术的患者无须再做 MPFL 重建。然而，如果患者屈膝时发生髌骨脱位，则可能需要同期进行胫骨结节截骨及 MPFL 重建两种术式。

胫骨结节移位术治疗髌骨不稳定术后结果一般都很好；但是，复发不稳和疼痛仍有发生 [85]。长时间随访（> 5 年）显示，80% 的患者效果良好，而合并关节软骨损伤的患者结果较差。

滑车成形术

不少研究者推荐进行滑车成形术治疗髌骨不稳定合并重度滑车发育不良。

主要方法包括：外侧滑车关节面抬高（Albee）滑车成形术[86]、Dejour 介绍的滑车沟加深成形术[87]、Goutal lier 的滑车切开成形术[88]（近端骨块削平达骨皮质水平但不需要加深滑车沟）等。Peterson Vasiliadis[89] 曾描述了一种近端滑车成形术，主要是在近端做一个沟槽并将其延伸到发育不良的滑车内部。Albee 的外侧抬高截骨术可能增加髌股关节接触压力。滑车沟加深成形术需要抬高骨软骨片的高度，然后做出滑车沟并将骨软骨片压实到新的沟槽内。该技术存在继发关节软骨损伤的风险，虽然活检标本显示术中正常透明软骨的结构得以保存。无论是抬高还是做沟槽重建后的滑车都可能和原来的髌骨不匹配。滑车切开成形术软骨损伤风险较小但是稳定性不佳[86]。

这类手术技术上要求高，并发症发生率高，包括关节粘连和关节炎等[86, 90, 91]。多数患者髌股关节出现关节内骨折。Blond 和 Schottle[92] 报道了关节镜下滑车成形术，其技术难度大，效果良好，手术器械的改善可能会使该技术得到进一步推广。

总结

髌骨不稳定可能会导致显著的疼痛和功能受限。以下原因均会导致髌骨不稳，包括韧带松弛，TT-TG 距离过长，高位髌骨和滑车发育不良。获得性因素包括 MPFL 损伤或股四头肌功能异常。在许多情况下，首次脱位可采用物理治疗及其他非手术治疗方法；但是，一次以上的脱位复发可能性显著增加。手术可以提高稳定性，但必须充分了解致伤的原因和脱位复发的解剖基础，进行个性化治疗。目前文献不支持单纯外侧松解术，因其可能增加医源性内侧不稳定的风险。内侧修复通常用于解剖结构基本正常的患者。MPFL 重建能够有效地治疗内侧软组织损伤，但是技术要求高，且术后并发症发生率、疼痛和关节病的风险较高。胫骨结节截骨术可以解决骨对线不良并降低部分受累关节软骨的负荷，同时提高稳定性。滑车成形术适用于滑车严重发育不良且经其他治疗方法无效的患者。髌骨不稳定是由多因素引起的，因此有时可能需要同期使用不同的治疗方法，才能达到缓解疼痛、减少功能障碍、防止复发的目的。

参考文献

1. Fithian DC, Paxton EW, Stone ML, et al. Epidemiology and natural history of acute patellar dislocation. Am J Sports Med 2004;32(5):1114–21.
2. Hawkins RJ, Bell RH, Anisette G. Acute patellar dislocations. The natural history. Am J Sports Med 1986;14(2):117–20.
3. Atkin DM, Fithian DC, Marangi KS, et al. Characteristics of patients with primary acute lateral patellar dislocation and their recovery within the first 6 months of injury. Am J Sports Med 2000;28(4):472–9.

4. Arnbjornsson A, Egund N, Rydling O, et al. The natural history of recurrent dislocation of the patella. Long-term results of conservative and operative treatment. J Bone Joint Surg Br 1992;74(1):140–2.
5. White BJ, Sherman OH. Patellofemoral instability. Bull NYU Hosp Jt Dis 2009; 67(1):22–9.
6. Hsiao M, Owens BD, Burks R, et al. Incidence of acute traumatic patellar dislocation among active-duty United States military service members. Am J Sports Med 2010;38(10):1997–2004.
7. Hing CB, Smith TO, Donell S, et al. Surgical versus non-surgical interventions for treating patellar dislocation. Cochrane Database Syst Rev 2011;(11):CD008106.
8. Sillanpaa PJ, Peltola E, Mattila VM, et al. Femoral avulsion of the medial patellofemoral ligament after primary traumatic patellar dislocation predicts subsequent instability in men: a mean 7-year nonoperative follow-up study. Am J Sports Med 2009;37(8):1513–21.
9. Colvin AC, West RV. Patellar instability. J Bone Joint Surg Am 2008;90(12): 2751–62.
10. Rhee SJ, Pavlou G, Oakley J, et al. Modern management of patellar instability. Int Orthop 2012;36(12):2447–56.
11. Amis AA, Oguz C, Bull AM, et al. The effect of trochleoplasty on patellar stability and kinematics: a biomechanical study in vitro. J Bone Joint Surg Br 2008;90(7): 864–9.
12. Senavongse W, Amis AA. The effects of articular, retinacular, or muscular deficiencies on patellofemoral joint stability: a biomechanical study in vitro. J Bone Joint Surg Br 2005;87(4):577–82.
13. Amis AA, Senavongse W, Bull AM. Patellofemoral kinematics during knee flexion-extension: an in vitro study. J Orthop Res 2006;24(12):2201–11.
14. Amis AA, Firer P, Mountney J, et al. Anatomy and biomechanics of the medial patellofemoral ligament. Knee 2003;10(3):215–20.
15. Baldwin JL. The anatomy of the medial patellofemoral ligament. Am J Sports Med 2009;37(12):2355–61.
16. Philippot R, Chouteau J, Wegrzyn J, et al. Medial patellofemoral ligament anatomy: implications for its surgical reconstruction. Knee Surg Sports Traumatol Arthrosc 2009;17(5):475–9.
17. Steensen RN, Dopirak RM, McDonald WG 3rd. The anatomy and isometry of the medial patellofemoral ligament: implications for reconstruction. Am J Sports Med 2004;32(6):1509–13.
18. Mochizuki T, Nimura A, Tateishi T, et al. Anatomic study of the attachment of the medial patellofemoral ligament and its characteristic relationships to the vastus intermedius. Knee Surg Sports Traumatol Arthrosc 2013;21(2):305–10.
19. LaPrade RF, Engebretsen AH, Ly TV, et al. The anatomy of the medial part of the knee. J Bone Joint Surg Am 2007;89(9):2000–10.
20. Schottle PB, Schmeling A, Rosenstiel N, et al. Radiographic landmarks for femoral tunnel placement in medial patellofemoral ligament reconstruction. Am J Sports Med 2007;35(5):801–4.
21. Redfern J, Kamath G, Burks R. Anatomical confirmation of the use of radiographic landmarks in medial patellofemoral ligament reconstruction. Am J Sports Med 2010;38(2):293–7.
22. Fulkerson JP, Gossling HR. Anatomy of the knee joint lateral retinaculum. Clin Orthop Relat Res 1980;(153):183–8.
23. Christoforakis J, Bull AM, Strachan RK, et al. Effects of lateral retinacular release

on the lateral stability of the patella. Knee Surg Sports Traumatol Arthrosc 2006; 14(3):273–7.

24. Feller JA, Amis AA, Andrish JT, et al. Surgical biomechanics of the patellofemoral joint. Arthroscopy 2007;23(5):542–53.

25. Geenen E, Molenaers G, Martens M. Patella alta in patellofemoral instability. Acta Orthop Belg 1989;55(3):387–93.

26. Insall J, Goldberg V, Salvati E. Recurrent dislocation and the high-riding patella. Clin Orthop Relat Res 1972;88:67–9.

27. Cooney AD, Kazi Z, Caplan N, et al. The relationship between quadriceps angle and tibial tuberosity-trochlear groove distance in patients with patellar instability. Knee Surg Sports Traumatol Arthrosc 2012;20(12):2399–404.

28. Merchant AC. Patellofemoral imaging. Clin Orthop Relat Res 2001;(389): 15–21.

29. Dejour D, Le Coultre B. Osteotomies in patello-femoral instabilities. Sports Med Arthrosc 2007;15(1):39–46.

30. Barnett AJ, Prentice M, Mandalia V, et al. Patellar height measurement in trochlear dysplasia. Knee Surg Sports Traumatol Arthrosc 2009;17(12):1412–5.

31. Berg EE, Mason SL, Lucas MJ. Patellar height ratios. A comparison of four measurement methods. Am J Sports Med 1996;24(2):218–21.

32. Seil R, Muller B, Georg T, et al. Reliability and interobserver variability in radiological patellar height ratios. Knee Surg Sports Traumatol Arthrosc 2000;8(4): 231–6.

33. Dejour H, Walch G, Nove-Josserand L, et al. Factors of patellar instability: an anatomic radiographic study. Knee Surg Sports Traumatol Arthrosc 1994;2(1): 19–26.

34. Lippacher S, Dejour D, Elsharkawi M, et al. Observer agreement on the Dejour trochlear dysplasia classification: a comparison of true lateral radiographs and axial magnetic resonance images. Am J Sports Med 2012;40(4):837–43.

35. Dye SF, Chew MH. The use of scintigraphy to detect increased osseous metabolic activity about the knee. Instr Course Lect 1994;43:453–69.

36. Elias DA, White LM, Fithian DC. Acute lateral patellar dislocation at MR imaging: injury patterns of medial patellar soft-tissue restraints and osteochondral injuries of the inferomedial patella. Radiology 2002;225(3):736–43.

37. Camp CL, Stuart MJ, Krych AJ, et al. CT and MRI measurements of tibial tubercle-trochlear groove distances are not equivalent in patients with patellar instability. Am J Sports Med 2013;41(8):1835–40.

38. Maenpaa H, Lehto MU. Patellar dislocation. The long-term results of nonoperative management in 100 patients. Am J Sports Med 1997;25(2):213–7.

39. Buchner M, Baudendistel B, Sabo D, et al. Acute traumatic primary patellar dislocation: long-term results comparing conservative and surgical treatment. Clin J Sport Med 2005;15(2):62–6.

40. Palmu S, Kallio PE, Donell ST, et al. Acute patellar dislocation in children and adolescents: a randomized clinical trial. J Bone Joint Surg Am 2008;90(3):463–70.

41. Dolak KL, Silkman C, Medina McKeon J, et al. Hip strengthening prior to functional exercises reduces pain sooner than quadriceps strengthening in females with patellofemoral pain syndrome: a randomized clinical trial. J Orthop Sports Phys Ther 2011;41(8):560–70.

42. Cowan SM, Bennell KL, Crossley KM, et al. Physical therapy alters recruitment of the vasti in patellofemoral pain syndrome. Med Sci Sports Exerc 2002;34(12): 1879–85.

43. Cowan SM, Bennell KL, Hodges PW. Therapeutic patellar taping changes the timing of vasti muscle activation in people with patellofemoral pain syndrome. Clin J Sport Med 2002;12(6):339–47.
44. Smith TO, Donell ST, Chester R, et al. What activities do patients with patellar instability perceive makes their patella unstable? Knee 2011;18(5):333–9.
45. Hughston JC, Deese M. Medial subluxation of the patella as a complication of lateral retinacular release. Am J Sports Med 1988;16(4):383–8.
46. Fithian DC, Paxton EW, Post WR, et al. Lateral retinacular release: a survey of the International Patellofemoral Study Group. Arthroscopy 2004;20(5):463–8.
47. Halbrecht JL. Arthroscopic patella realignment: an all-inside technique. Arthroscopy 2001;17(9):940–5.
48. Nam EK, Karzel RP. Mini-open medial reefing and arthroscopic lateral release for the treatment of recurrent patellar dislocation: a medium-term follow-up. Am J Sports Med 2005;33(2):220–30.
49. Boddula MR, Adamson GJ, Pink MM. Medial reefing without lateral release for recurrent patellar instability: midterm and long-term outcomes. Am J Sports Med 2014;42(1):216–24.
50. Miller JR, Adamson GJ, Pink MM, et al. Arthroscopically assisted medial reefing without routine lateral release for patellar instability. Am J Sports Med 2007; 35(4):622–9.
51. Sillanpaa PJ, Maenpaa HM, Mattila VM, et al. Arthroscopic surgery for primary traumatic patellar dislocation: a prospective, nonrandomized study comparing patients treated with and without acute arthroscopic stabilization with a median 7-year follow-up. Am J Sports Med 2008;36(12):2301–9.
52. Sillanpaa PJ, Mattila VM, Maenpaa H, et al. Treatment with and without initial stabilizing surgery for primary traumatic patellar dislocation. A prospective randomized study. J Bone Joint Surg Am 2009;91(2):263–73.
53. Schottle PB, Scheffler SU, Schwarck A, et al. Arthroscopic medial retinacular repair after patellar dislocation with and without underlying trochlear dysplasia: a preliminary report. Arthroscopy 2006;22(11):1192–8.
54. Ahmad CS, Stein BE, Matuz D, et al. Immediate surgical repair of the medial patellar stabilizers for acute patellar dislocation. A review of eight cases. Am J Sports Med 2000;28(6):804–10.
55. Camp CL, Krych AJ, Dahm DL, et al. Medial patellofemoral ligament repair for recurrent patellar dislocation. Am J Sports Med 2010;38(11):2248–54.
56. Christiansen SE, Jakobsen BW, Lund B, et al. Isolated repair of the medial patellofemoral ligament in primary dislocation of the patella: a prospective randomized study. Arthroscopy 2008;24(8):881–7.
57. Sallay PI, Poggi J, Speer KP, et al. Acute dislocation of the patella. A correlative pathoanatomic study. Am J Sports Med 1996;24(1):52–60.
58. Mountney J, Senavongse W, Amis AA, et al. Tensile strength of the medial patellofemoral ligament before and after repair or reconstruction. J Bone Joint Surg Br 2005;87(1):36–40.
59. Csintalan RP, Latt LD, Fornalski S, et al. Medial patellofemoral ligament (MPFL) reconstruction for the treatment of patellofemoral instability. J Knee Surg 2014; 27(2):139–46.
60. Deie M, Ochi M, Adachi N, et al. Medial patellofemoral ligament reconstruction fixed with a cylindrical bone plug and a grafted semitendinosus tendon at the original femoral site for recurrent patellar dislocation. Am J Sports Med 2011; 39(1):140–5.

61. Dopirak R, Adamany D, Bickel B, et al. Reconstruction of the medial patellofemoral ligament using a quadriceps tendon graft: a case series. Orthopedics 2008;31(3):217.

62. Drez D Jr, Edwards TB, Williams CS. Results of medial patellofemoral ligament reconstruction in the treatment of patellar dislocation. Arthroscopy 2001;17(3):298–306.

63. Farr J, Schepsis AA. Reconstruction of the medial patellofemoral ligament for recurrent patellar instability. J Knee Surg 2006;19(4):307–16.

64. Fisher B, Nyland J, Brand E, et al. Medial patellofemoral ligament reconstruction for recurrent patellar dislocation: a systematic review including rehabilitation and return-to-sports efficacy. Arthroscopy 2010;26(10):1384–94.

65. Goyal D. Medial patellofemoral ligament reconstruction: the superficial quad technique. Am J Sports Med 2013;41(5):1022–9.

66. He W, Yang YM, Liu M, et al. Reconstruction of the medial patellofemoral ligament using hamstring tendon graft with different methods: a biomechanical study. Chin Med Sci J 2013;28(4):201–5.

67. Howells NR, Barnett AJ, Ahearn N, et al. Medial patellofemoral ligament reconstruction: a prospective outcome assessment of a large single centre series. J Bone Joint Surg Br 2012;94(9):1202–8.

68. Panagopoulos A, van Niekerk L, Triantafillopoulos IK. MPFL reconstruction for recurrent patella dislocation: a new surgical technique and review of the literature. Int J Sports Med 2008;29(5):359–65.

69. Schottle P, Schmeling A, Romero J, et al. Anatomical reconstruction of the medial patellofemoral ligament using a free gracilis autograft. Arch Orthop Trauma Surg 2009;129(3):305–9.

70. Schottle PB, Fucentese SF, Romero J. Clinical and radiological outcome of medial patellofemoral ligament reconstruction with a semitendinosus autograft for patella instability. Knee Surg Sports Traumatol Arthrosc 2005;13(7):516–21.

71. Elias JJ, Cosgarea AJ. Technical errors during medial patellofemoral ligament reconstruction could overload medial patellofemoral cartilage: a computational analysis. Am J Sports Med 2006;34(9):1478–85.

72. Beck P, Brown NA, Greis PE, et al. Patellofemoral contact pressures and lateral patellar translation after medial patellofemoral ligament reconstruction. Am J Sports Med 2007;35(9):1557–63.

73. Shah JN, Howard JS, Flanigan DC, et al. A systematic review of complications and failures associated with medial patellofemoral ligament reconstruction for recurrent patellar dislocation. Am J Sports Med 2012;40(8):1916–23.

74. Tanaka MJ, Bollier MJ, Andrish JT, et al. Complications of medial patellofemoral ligament reconstruction: common technical errors and factors for success: AAOS exhibit selection. J Bone Joint Surg Am 2012;94(12):e87.

75. Servien E, Fritsch B, Lustig S, et al. In vivo positioning analysis of medial patellofemoral ligament reconstruction. Am J Sports Med 2011;39(1):134–9.

76. McCarthy M, Ridley TJ, Bollier M, et al. Femoral tunnel placement in medial patellofemoral ligament reconstruction. Iowa Orthop J 2013;33:58–63.

77. Fulkerson JP. The effects of medialization and anteromedialization of the tibial tubercle on patellofemoral mechanics and kinematics. Am J Sports Med 2007;35(1):147 [author reply: 148].

78. Mihalko WM, Boachie-Adjei Y, Spang JT, et al. Controversies and techniques in the surgical management of patellofemoral arthritis. Instr Course Lect 2008;57:365–80.

79. Pidoriano AJ, Weinstein RN, Buuck DA, et al. Correlation of patellar articular le-

sions with results from anteromedial tibial tubercle transfer. Am J Sports Med 1997;25(4):533–7.

80. Barber FA, McGarry JE. Elmslie-Trillat procedure for the treatment of recurrent patellar instability. Arthroscopy 2008;24(1):77–81.

81. Cosgarea AJ, Schatzke MD, Seth AK, et al. Biomechanical analysis of flat and oblique tibial tubercle osteotomy for recurrent patellar instability. Am J Sports Med 1999;27(4):507–12.

82. Stetson WB, Friedman MJ, Fulkerson JP, et al. Fracture of the proximal tibia with immediate weightbearing after a Fulkerson osteotomy. Am J Sports Med 1997; 25(4):570–4.

83. Fulkerson JP. Fracture of the proximal tibia after Fulkerson anteromedial tibial tubercle transfer. A report of four cases. Am J Sports Med 1999;27(2):265.

84. Koh JL, Ko D. Fulkerson anteromedialization osteotomy. Tech Knee Surg 2009; 8(2):104–9.

85. Buuck DA, Fulkerson JP. Anteromedialization of the tibial tubercle: a 4- to 12-year follow-up. Oper Tech Sports Med 2000;8:131–7.

86. Duncan ST, Noehren BS, Lattermann C. The role of trochleoplasty in patellofemoral instability. Sports Med Arthrosc 2012;20(3):171–80.

87. Dejour D, Saggin P. The sulcus deepening trochleoplasty–the Lyon's procedure. Int Orthop 2010;34(2):311–6.

88. Goutallier D, Raou D, Van Driessche S. Retro-trochlear wedge reduction trochleoplasty for the treatment of painful patella syndrome with protruding trochleae. Technical note and early results. Rev Chir Orthop Reparatrice Appar Mot 2002; 88(7):678–85 [in French].

89. Peterson LA, Vasiliadis HS. Proximal open trochleoplasty (grooveplasty), in patellofemoral pain, instability, and arthritis. In: Zattagnini S, DeJour D, Arendt EA, editors. Berlin, Heidelberg (Germany): Springer-Verlag; 2010. p. 217–24.

90. Donell ST, Joseph G, Hing CB, et al. Modified Dejour trochleoplasty for severe dysplasia: operative technique and early clinical results. Knee 2006;13(4): 266–73.

91. Faruqui S, Bollier M, Wolf B, et al. Outcomes after trochleoplasty. Iowa Orthop J 2012;32:196–206.

92. Blond L, Schottle PB. The arthroscopic deepening trochleoplasty. Knee Surg Sports Traumatol Arthrosc 2010;18(4):480–5.

第6章　髋股关节软骨损伤的处理

Adam B. Yahke, Thomas Wuerz, Bryan M. Saltzman, Davietta Butty, Brian J. Cole

关键词

- 关节软骨
- 髋股关节
- 自体软骨细胞移植
- 骨软骨异体移植
- 微骨折
- 髋股关节软骨缺损
- 胫骨结节截骨术
- 关节软骨修复技术

关键点

- 合适的适应证选择是髋股关节软骨病损治疗成功的关键。
- 必要时可进行截骨术减少应力负荷或矫正力线不良,否则可能导致治疗失败。
- 推荐微骨折术治疗髋股关节软骨损伤的证据有限。
- 预后良好的患者包括:BMI值低、疼痛时间不超过1年、骨创面渗血、无既往手术史。

引言:问题的本质

许多因素会引起患者髋股关节疼痛,包括急性创伤和过劳损伤。其根本原因可能是软骨缺损。专业运动员髋股关节软骨缺损的发生率为37%,其中64%发生于髌骨[1]。接受常规膝关节镜检查的患者中36%都有髌骨软骨的损伤[2]。

虽然无症状的软骨损伤发生率高,但并没有证据支持预防性治疗。尽管软骨病变随着时间推移会不断扩大[3],临床医生仍应着重于患者临床症状的短期改善,比如肿胀。

尽管髋股关节软骨缺损通常与髌骨外翻或髌骨不稳定相关,本章并不涉及髌骨脱位的常规治疗,而是侧重于软骨缺损本身的治疗,并介绍相关截骨术的应用及意义。

病史采集

　　治疗成功的关键在于通过全面的病史采集和体格检查做出准确的诊断。影响患者预后的因素包括患者的经济状况及既往手术史。身体重量指数（BMI，等于体重千克数除以身高米数的平方值，kg/m^2）对髌股关节软骨缺损的影响并不像其对胫骨关节软骨损伤的影响那么大[4]。典型症状包括髌骨深处的膝前疼痛，患者通常指向髌骨为疼痛点或者描述为髌骨下方邻近髌下脂肪垫的带状疼痛区。滑车软骨损伤还可能导致膝后方疼痛。日常活动中下楼梯对屈膝角度要求最高，且爬楼梯时髌股关节负荷最重，患者通常自述症状在下楼梯时加重。跑，跳，跪，蹲也能加剧疼痛。患者通常会提到"影院症"：即久坐后膝前疼痛加重。平地行走时，症状通常不会加重。

　　尽管疼痛是软骨损伤的典型症状，但患者是否有创伤后肿胀或其他相关症状更为重要，更能提示软骨缺损的存在。我们应该评估疼痛的病程，因为起病更急和病程更短的疼痛相对容易缓解。与机械损伤无关的诸如卡、跳动感、弹响等症状或伴随疼痛不具有特异性，单纯软骨损伤修复手术很难缓解。

　　如果患者有髌骨不稳定史，医生应该评估患者在髌骨稳定时是否也出现疼痛不适，还是仅发生在脱位、半脱位时。如果是前者，软骨损伤有可能就是"元凶"。然而，如果症状仅与髌骨不稳定相关，软骨损伤只是在检查时偶然发现的，我们倾向于不对无症状的软骨损伤进行处理。病史可能不太明朗，因此使用髌骨支具固定有助于判断诱因是不是髌骨不稳定。同样的，关节内注射后短暂的反应（表明注射有效）与患者软骨缺损有关，这些患者在软骨修复手术后通常症状会有所改善。

　　如前所述，非手术治疗包括关节内注射和支具固定。但核心还是物理治疗，包括股四头肌力量训练、髌周活动、核心力量训练、外展肌训练和功能性胶带贴扎。消炎药联合注射能降低炎症级联反应。根据患者的不同反应，治疗方案持续6周至6个月不等。膝关节活动范围、大腿围度恢复正常后如果疼痛持续存在，需考虑非手术治疗失败。

体格检查

- 一般检查
  - 步态（减痛步态、Trendelenburg步态、内八字脚）
  - 下肢力线
    - Q角（髂前上棘至髌骨中心连线与髌骨中心至胫骨结节连线的夹角）：男性：$(14\pm3)°$，女性：$(17\pm3)°$[5]。
      - 屈膝0°和30°髌骨嵌入滑车时测量。

■ 股骨前倾
- 视诊
  ○ 屈膝和伸膝时的髌骨活动轨迹
  ○ 如果J字征阳性，记录J征出现时的屈膝角度
    ■ 在膝关节活动过程中适度增加向髌骨内侧的力，观察髌骨不稳定的症状是否改善
      • 如果症状得到改善，则可能与内侧髌股韧带松弛有关，而与外侧韧带挛缩无关[6]
  ○ 股内侧肌萎缩和大腿周径的差值
- 触诊
  ○ 关节积液
  ○ 髌骨倾斜、平移、恐惧试验
  ○ 磨髌试验及捻发音
  ○ 活动范围的减少
  ○ 髂胫束挛缩
  ○ 激惹试验（深蹲、膝关节活动时对髌骨施加向外的力）

适应证 / 禁忌证

适应证和禁忌证见框1～框4。

框1
软骨修复手术的一般适应证

- 特征性的膝前疼痛
- 疼痛在髌骨稳定时仍发生
- 积极非手术治疗无效
- 关节积液
- X线提示损伤改变，可伴有骨髓水肿
- 关节内注射有效（即使效果只是暂时的）
- Outerbridge分级：Ⅲ到Ⅳ级病变

框2
软骨修复手术的相对禁忌证

- BMI高
- 因伤获工伤补偿
- 术前明显的骨髓水肿
- 影像学检查显示关节间隙狭窄（Kellgren Lawrence分级Ⅲ-Ⅳ级）

框 3
胫骨结节截骨术的适应证

- 有症状的髌骨或双髁病变
- 髌骨侧面或中央缺陷
- 单发的中央或内侧软骨缺损（胫骨结节前移位术）
- 伴有 TT-TG 间距增加的髌骨不稳定
- 高位髌骨
- 初次软骨修复手术失败

框 4
常规软骨修复手术指南

关节清理
- 软骨碎片较大
- 不适合无症状偶然发现的软骨损伤
- 为二期自体软骨细胞移植做准备

微骨折术
- 患者要求较低
- 单极受累（滑车 >> 髌骨）
- 损伤面积小于 2~3cm^2
- 作为其他软骨修复手术的辅助操作

自体 / 同种异体骨软骨移植
- 患者要求高
- 病损面积小于 3cm^2 或者病损面积大于 3cm^2 伴随骨缺损
- 翻修手术（初次手术失败）

软骨细胞疗法
- 损伤面积大于 3cm^2 但不伴骨缺损
- 双极病变是相对禁忌证
- 手术时基本没有骨髓水肿

手术技术和操作

- 术前计划
  - X 线检查
    - 站姿正位片、罗森博格正位片（屈膝 45°）、侧位片、髌骨轴位片（屈膝 45°~60°）
    - 屈膝 30° 是评价髌骨运动轨迹紊乱和髁突发育不良的最好摄片体位。

- 侧位片评估高位髌骨（Blumensaat 线，Blackburn-Peel 法或 Insall-Salvati 法）
- 髌骨不稳定时评估站姿力线
  - 其他影像学检查
    - 磁共振成像（MRI）
      - T1 轴、T2 轴用于检查关节积液和评估关节软骨表面
      - T2 轴用于评价软骨下水肿
      - 轴视图检查滑车发育不良或髌骨外侧突出
      - 轴视图测量 TT-TG 的距离，正常约 0~15mm。50% 有症状的髌股关节疾病患者 TT-TG 距离大于 20mm；而无症状的患者中仅有 5% TT-TG 距离大于 20mm（图 1）[7]
      - 矢状视图帮助明确病变位于近端还是远端，评估髌上囊是否存在游离体
      - 明确髌骨脱位是否存在急性软骨或骨软骨碎片
      - 其他 MRI 视图有助于除外其他伴随病损

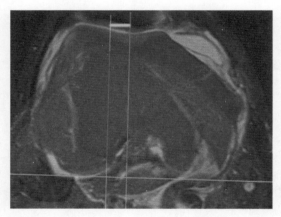

图 1　在 MRI 上测量的 IT-TG 距离。从垂直于后髁轴的线开始，第二行通过 TG 与此平行。这两条线之间的距离（黄线）表示 IT-TG 距离

    - 计算机断层扫描
      - 与 MRI 相似，轴向视图可测量 TT-TG 距离
- 术前准备和患者体位
  - 仰卧位
  - 根据力线对线的需要，可选择是否在患侧臀部下方垫软枕
  - 止血带（我们倾向于手术全程使用）

- 手术入路
  - 关节镜手术常用髌旁下外入路和下内入路,可选择额外辅助入路
    - 膝关节镜下操作时,除了关节清理和微骨折术,通常不会首先处理软骨损伤。因此应先进行关节镜探查,明确软骨损伤分级并在需要时进行镜下活检
  - 根据是否进行单纯软骨修复手术、单纯截骨术或联合手术选择使用 3 个切口(图 2)
    - 切口中心应平行于胫骨嵴,自髌骨上极至胫骨结节远端 5～7cm 处
  - 关节切开手术中我们倾向于使用外侧切开
    - 容易进入髌股关节而不损伤股四头肌(股外侧肌相对于股内侧肌更靠上一点)
    - 关闭髌骨上极近端的切口,从而起到外侧松解的作用
  - 同期进行截骨术和软骨修复手术时,选择切开手术
  - 浅表切开
  - 皮肤切开后直达深筋膜,形成内外侧各一的软组织瓣,充分显露胫骨嵴、髌腱的内外缘、髌骨的内外缘,判断是否要做内侧的编织和外侧的关节囊切开。
  - 然后用电刀沿着胫骨外侧嵴打开前间室的筋膜,并沿着髌腱的外缘向近端分离(图 3)。
    - 如果需要同期进行截骨术与软骨修复手术,则可以延伸至股外侧肌,用于髌骨外翻的处理和显露滑车
  - 用电刀松解髌韧带内侧软组织,直达截骨骨端的尖部,形成一个骨膜合页。
  - 使用凯利钳确认髌腱可自由移动。
- 深层切开
  - 从骨膜下撬拨牵开小腿的前间室肌肉群,方便外科医生触诊胫骨后部。

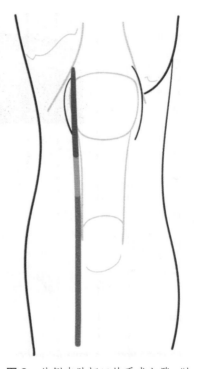

图 2　外侧皮肤切口的手术入路,以解决单纯的软骨病变(蓝色),单纯截骨术(紫色),或两者一起(整条线)。实际深部关节切开时可以破坏到外侧肌腹,以帮助髌骨外翻

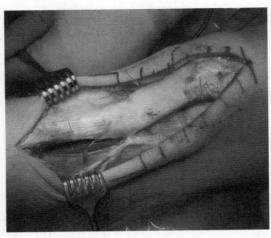

图3　浅层剥离进行开放性软骨修复手术和截骨术。外侧切开关节囊（红色箭头），髌腱在内侧和外侧松解（绿色箭头）。远端，筋膜前方松解（蓝色箭头）

- ■ 根据所使用的截骨器械系统，选择相应的牵开器来保护神经血管束（胫前动脉和腓深神经）
- ■ 截骨出口靠近胫骨后脊的前方。
- 截骨术
  - ○ 如果和软骨修复手术同期进行，应先行截骨术再修复软骨，便于髌骨的外翻
  - ○ 根据截骨器械系统的不同，截骨术操作技术也有差别，在这里讨论的是 Arthrex（Naples）T3 系统
    - ■ 不管使用哪套系统，基本上都可以通过徒手或基于导向器完成 45°、60° 或 90° 截骨
    - ■ 绝大多数手术中我们倾向于使用 60° 截骨。这样每抬高 2mm 则内移 1mm。
    - ■ 通常截骨术内移 1cm。
  - ○ 通过胫骨粗隆垂直肢体长轴放置导针，可以定位截骨位置。
    - ■ 导针近端位于髌腱的内侧，远端位于胫骨嵴前内侧。
  - ○ 夹具应临时固定，进行截骨术时应注意防止不要超出胫骨后方（图4）。
    - ■ 某些系统留有电钻工作空间，以便控制截骨不会超出胫骨后方。
    - ■ 先切开胫骨远端皮质，然后使用骨刀凿开近端和干骺端
    - ■ 尽可能在远端留取完整铰链，以便于旋转截骨。
  - ○ 完成软骨修复操作后，可使用克氏针临时固定，随后可以使用 2 个 4.5mm 或 3 个 3.5mm 骨皮质螺钉最终固定。

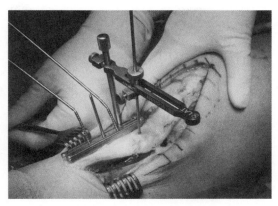

图 4　TT 截骨术是通过将 TT 引导放置在初始引导针上进行的。然后连接对准臂（在这种情况下设置为 90°）辅助截骨

- ■ 使用 AO 技术，减少螺钉头突出和不得已取钉的几率。
- ○ 内侧或外侧所有突出的骨脊都应打磨或填充平整。
  - ■ 可使用无菌骨蜡填充，同时减少出血。
  - ■ 松止血带。
- ● 软骨修复手术
  - ○ 微骨折
    - ■ 工具：微骨折骨锥、刮匙
    - ■ 微骨折可以通过关节镜技术或开放手术进行。如果实施关节镜手术，应使用带角度的骨锥垂直钻入软骨下骨。
    - ■ 必须明确缺损的范围，使用手术刀和刮匙清除病变软骨直达钙化软骨层，注意与周围的透明软骨形成垂直缘。
    - ■ 随后清理钙化软骨层，但不要穿透软骨下骨。
    - ■ 使用微骨折骨锥或骨钻穿透软骨下骨，从缺损外围开始向中心移动，孔距在 2～3mm 之间，当心不要在软骨下骨钻孔之间形成新的骨折（图 5）。
    - ■ 完成后恢复血液流通，确保软骨下骨的微骨折创面渗血满意。
  - ○ ACI（第二代）
    - ■ ACI 分二期进行，一期手术从髁间切迹获取 200～300μg 全层软骨（培养 6～12 周）
    - ■ 开放手术显露术野后，按照微骨折术前期操作准备髌骨或滑车软骨缺损面，务必在缺损四周留有垂直的软骨缘，并去除钙化软骨层。
    - ■ 此时松开止血带应保证无出血，如果有出血应使用纤维蛋白胶减少出血。

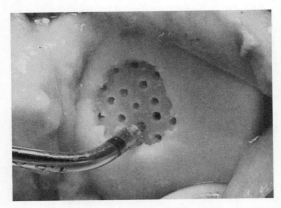

图5 用钻头进行髌骨微骨折。注意定位、垂直度，及微裂缝的间距

- 第一代 ACI 需要使用骨膜补片，有 30% 再手术率。而人工 I/Ⅲ胶原蛋白补片（Bio-Gide；Geistlich Pharma AG，Wolhusen，瑞士）可以降低再手术率。虽然我们在临床实践中使用这种方法，但因为该产品尚未通过 FDA 的批准，所以并不推荐广泛使用。
  - 一块补片上倒上一瓶培养细胞，有利于软骨细胞吸附。
  - 使用 6-0 可吸收缝线将补片与软骨缺损去边缘缝合，针距均匀（约 2mm）。
  - 注意每处缝合不要多次穿过补片，而且要从补片进针，软骨出针。
  - 补片上部留下一个小孔，补片周围涂抹纤维蛋白胶；待纤维蛋白胶干了之后，使用装有盐水的注射器通过留置针来检验是否贴服紧密，如果仍有空隙，则缝合或使用纤维蛋白胶粘合。
  - 然后使用留置针将剩余细胞注射到补片下方，最后缝合并涂抹一层纤维蛋白胶（图6）。
- DeNovo NT（zimmer 公司）
  - DeNovo NT（已上市软骨块产品，由幼儿或青少年捐献）同样适用于 Outerbridge Ⅲ/Ⅳ级滑车或髌骨软骨损伤
  - 缺损区准备操作和 ACI 一样。
  - 随后将 DeNovo NT 与纤维蛋白胶粘合在一起，填补软骨缺损（图7）。
- 同种异体骨软骨移植
  - 设备：Arthrex 骨软骨移植器械、开放骨科手术器械、脉冲灌洗枪。
  - 常规髌旁关节囊切开。
  - 使用圆柱形导管测量缺损大小。
  - 用记号笔标记时钟 12 点方向。

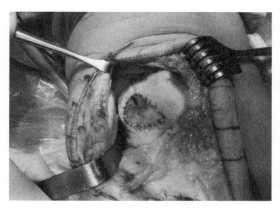

图6　完成的 ACI，如图所示。注意补片上结的缝线间距。补片上的拉力应该是均匀的，不应该有狗耳朵

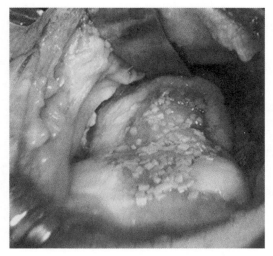

图7　DeNovo 在滑车上以开放的方式进行。移植物用纤维蛋白胶在闭合前固定好

- 通过圆柱形导管放置导针并穿透 2cm 深。
- 去除圆柱形导管，扩髓至 6～8mm 大小，降低医源性应力。
- 使用测量尺测量 3、6、9、12 点方向的深度，之后将依此数据准备同种异体移植物，确保移植物大小合适。
- 与受体缺损区的准备操作一样，使用大小合适的空心髓腔钻自供体取材同种异体软骨移植物。
- 取材后，根据受体缺损区各个点的深度测量数据调整骨块深度。
- 用高压脉冲灌洗枪冲洗移植物的髓腔成分。

■ 以按压方式植入骨块，填平，捣实。

■ 移植物不要太大，太过。

术后并发症和处理

胫骨结节截骨术
 ○ 内固定物反应（内固定取出率高达50%）
 ○ 感染
 ○ 不愈合（BMI高、吸烟、肥胖患者发生率高）
 ○ 骨折[9]
 ○ 伤口并发症
 ○ 筋膜室综合征
 ○ 腓神经损伤
 ○ 深静脉血栓

微骨折
 ○ 缺损区软骨下骨过度增生
 ○ 可能影响后续细胞治疗方法

自体软骨细胞移植（ACI）
 ○ 第一代自体软骨细胞移植骨膜补片过度生长（图8）

DeNovo NT
 ○ 没有特异性并发症

自体骨软骨移植
 ○ 供区并发症
 ○ 囊肿形成

同种异体骨软骨移植
 ○ 疾病传播
 ○ 移植物吸收

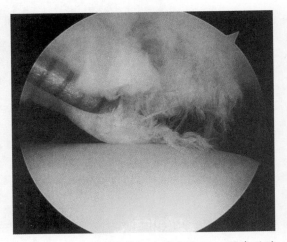

图8 第一代ACI的第二次手术约30%继发于贴片肥厚

术后康复

术后康复见表1。

表1
髌股关节软骨修复术后康复

	康复训练	负重（未行髌骨前内移）	负重（行髌骨前内移）	支具	活动范围
阶段1 （0~6周）	（1~6周），股四头肌训练、直腿抬高、腘绳肌等长收缩，如果股四头肌收缩不满意，可以佩戴支具保护进行活动	尽可能负重	0~6周，足跟触地，负重20%	0~1周，锁定在膝关节伸直位，做CPM训练时去除 2~4周，逐步加大支具范围，随着股四头肌的适应每次增加20°，在股四头肌直腿抬高无困难后去除支具	0~6周，每天训练，6~8小时，起始0~40°，如果没有不适则每天增加5°~10°，6周时应超过100°
阶段2 （6~12周）	6~10周：开始等长闭链训练，在6~10周时，如果完全负重可以开始患膝完全伸直位重心移动训练；8周时开始平衡练习、轻阻力静止单车训练 10~12周：腘绳肌训练，0~30°施加橡皮筋阻力。较轻阻力的膝关节开链等长收缩训练		6~8周时过渡到完全负重	活动范围恢复正常	
阶段3 （12周~6月）	跑步机上以慢速到中等的速度开始步行，逐渐开始平衡/本体感知活动	尽可能负重			
阶段4 （6~9月）	加强闭链训练，开始单侧闭链训练，进而在跑步机上快速的行走，后退行走（8~10周时开始增加坡度），开始轻量超等长活动训练				
阶段5 （9~12月）	继续肌力训练，强调单腿负重，开始循序渐进的跑步及灵活性锻练，12个月后没有肿胀和疼痛可以开始高冲击力活动				

结果

微骨折术

Mithoefer 及其同事[10]在一篇系统综述中纳入28篇研究,共3122名患者,均接受了微骨折手术修复膝关节软骨损伤。平均随访时间为(41 ± 5)个月$(12\sim136$个月),平均年龄为(39 ± 10)岁$(24\sim65$岁),平均缺损大小为(3.0 ± 0.8)cm^2 $(0.1\sim20$cm$^2)$。所有研究都不是单纯针对髌股关节软骨损伤的微骨折治疗。28项研究中19项研究患者同时存在膝关节胫股关节及髌股关节软骨缺损。术后24个月内的随访表明微骨折修复能明显改善膝关节的功能。术后$6\sim7$年,$67\%\sim86\%$的患者膝关节功能明显改善。2项研究表明术后2年膝关节的功能改善仍保持稳定。但有7项研究显示$47\%\sim80\%$的患者在术后$18\sim36$个月功能改善开始下降。年轻患者$(30\sim40$岁以下)术后临床功能评分及MRI软骨填充更好。微骨折术作为软骨缺损的首选方案时治疗效果更好。这些研究表明,微骨折术后短期膝关节功能改善良好,但透明软骨再生作用有限,且治疗效果随着时间的推移而下降[10]。

Negrin 及其同事[11]采用Meta分析研究发现微骨折术是治疗膝关节(股骨内髁、股骨外髁、滑车或髌骨)全层软骨病变的有效方法。大量关于微骨折术的文献都表明治疗效果会随着时间而下降,且微骨折术不适合大面积软骨病变,年龄小于35岁的患者预后更好,股骨髁软骨病变预后优于髌骨软骨病变。

需要牢记的是手术技术与处理伴随症状同等重要。相对于其他软骨修复技术,微骨折术很少同时进行截骨术矫正伴随因素,这可能导致我们低估了微骨折术的疗效。

自体软骨细胞移植

自体软骨细胞移植术自最初的骨膜片的应用以来不断演变发展。目前已发展了一代、二代、三代技术[12]。不同文献对于不同技术的区分标准不一,我们的定义如下:第一代为覆盖骨膜片,第二代覆盖人工合成膜,第三代种植于三维支架上[13]。

Nimeyer 和他的研究团队[14]报道了第一代、第二代、第三代ACI技术治疗髌骨软骨缺损的临床疗效。患者平均年龄(34.3 ± 10.1)岁,软骨缺损面积(4.41 ± 2.15)cm^2,术后(38.4 ± 15.6)个月Lysholm和IKDC评分显示临床效果显著。84%的患者认为术后症状较术前明显改善,2.9%认为症状改善不明显,12.9%认为症状非但没有改善反而加重。髌骨外侧软骨缺损相比其他部位缺损具有更好的临床效果。Mandelbaum 及其同事[15]采用第一代ACI治疗滑车缺损术后59个月疼痛和肿胀明显改善,其中43%的患者接受了工伤补偿。有关既往软骨修复手术对 ACI 疗效的影响结论不一。我们在研究中发现既往软骨手术对第一代 ACI 技术治疗髌股关节软骨损伤的疗效没有影响[16]。第一代 ACI 治疗髌股关节软骨损伤的长期随访（平均12.6年）研究发现，术后 Lysholm 和 Tegner 评分持续改善[17]。此研究还发现，年龄对手术疗效没有影响，但是软骨对吻损伤预后较差。

关于第二代 ACI，Vanlauwe 及其同事[18]研究指出84%的髌骨关节软骨缺损患者临床功能具有明显改善。第三代 ACI 同样具有很好的临床前景，同时具有可以关节镜下操作的优势[19]。Kvrezu 及其同事在研究中进行亚组分析，探讨性别和软骨损伤部位是否影响第三代 ACI 的疗效[20]。结果发现，所有患者（不论男性或女性、股骨髁或髌骨损伤）术后临床评分均得到改善，但是髌骨损伤的女性患者结果最差。另一项匹配的回顾性研究对比分析了 CaReS 技术（第三代 ACI）和微骨折术修复髌骨软骨损伤（～3cm²）的术后效果，每组10例患者，随访时间36个月[21]。结果发现虽然 CaReS 术后功能明显改善，但是与微骨折术无明显差异。

有关第一、二、三代术后临床效果的研究仍在继续，如果没有充分的随机对照试验证据，很难确定孰优孰劣。目前系统回顾研究发现：与第一代 ACI 相比，第二代和第三代技术效果改善不明显，但还需要进一步的长期随访研究[13]。

截骨术

胫骨结节截骨术在髌骨疾病治疗中的作用一直是研究重点。多项研究表明，与单独使用 ACI 相比，第一代[8, 16, 22]/第三代 ACI 联合使用截骨术的临床疗效明显提高[23]。

Trinh 和他的同事[24]进行了系统回顾研究，比较了单独 ACI 治疗和联合 ACI 及髌股关节力线矫正手术的临床疗效。综述纳入11个研究（Ⅲ或Ⅳ级证据），平均随访时间4.2年，结果显示78%的软骨损伤位于髌骨，其中23%既往或同期进行截骨术治疗（前移位、内移位或前内移位）。235例（64%）采用第一代 ACI，131例（36%）采用第二代 ACI。虽然所有患者术后均得到改善，但联合使用 ACI 和胫骨结节截骨术的患者比单独 ACI 治疗的患者功能改善和临床评分都更好（IKDC、Lysholm、膝关节损伤和骨关节炎临床评分、Tegner、改良 Cincinnati 评分、SF36 和 SF12）。单独接受 ACI 治疗的患者并发症总体发生率为15.2%（43例），既往或同期接受远端力线矫正手术的患者并发症为19%，两者没有显著性差异。

如上所述，截骨术对于患者临床症状的改善具有积极作用。接下来的问题是，软骨修复手术到底发挥多大作用呢？Atkinson 和他的同事[25]报道了50例单独胫骨结节截骨术治疗 Outerbridge Ⅲ-Ⅳ级软骨损伤的结果。其中20例脱位史的患者还接受了外侧滑车抬高术。结果显示94%的患者术后81个月VAS功能评分显著改善；96%的患者对结果表示满意。

虽然截骨术可以提高髌骨软骨损伤的治疗效果，但仍需进一步的Ⅰ级证据研究对比其与软骨修复技术的疗效。对于力线不良、不稳、双极病损和髌骨软骨损伤的患者，我们倾向于进行远端力线矫正手术。

骨软骨自体移植／同种异体移植

自体骨软骨移植可用于初次软骨修复手术失败或伴有骨缺损（缺血性坏死、剥脱性骨软骨炎、骨软骨缺损）的髌股关节软骨损伤[26]。髌骨软骨损伤（平均 1.2cm²）初次自体骨软骨移植的结果表明，术后8个月Lysholm评分明显改善。虽然MRI显示自体移植物表面充血，但80%仅存在轻度骨髓水肿[27]。同样，Karataglis及其团队[28]报道称86.5%的患者术后症状改善。虽然自体骨软骨移植不常见，但对于不愿意接受尸体来源移植物的患者来说，仍不失为一个有效的选择。

虽然有关同种异体骨软骨移植治疗髌骨软骨损伤的报道很少，但最近Chahal及其研究团队[29]对该技术治疗髌股关节和股胫关节的疗效进行了对比系统性综述研究。接受同种异体骨软骨移植的大部分患者为创伤后缺损（38%）、剥脱性骨软骨炎（30%）、各种原因引起的骨坏死（12%）、特发性损伤（11%）。髌股关节弥漫性病变的治疗效果比胫骨平台和股骨髁差。

Jamali及其研究团队[30]报道同种异体骨软骨移植术后疼痛、功能、活动范围均得到改善，且继发关节炎风险低。高失败率（25%）及再次手术翻修率（53%）很有可能是因为软骨损伤面积太大[髌骨：7.1cm²（1.8～17.8cm²）；滑车13.2cm²（2.5～22.50cm²）]。kaplan-meier分析显示67%±25%的同种异体移植物的存活率在10年左右。TorgaSpak和Teitge曾报道过以同种异体移植物进行髌股关节表面置换术，他们指出此方案失败率很高（42%）[31]。然而那些成功的患者对疗效很满意且主观评分很高。其中有三例移植物存活超过了10年。

骨软骨同种异体移植和自体移植可以成功用于伴有骨缺损的单极髌股关节损伤的年轻患者（表2）。

髌股关节置换术

尽管在本文中没有详细论述，髌股关节置换术（PFA）仍然是治疗影像学确诊的髌股关节炎和初次手术失败的髌骨软骨损伤的治疗选择之一。关于后者的报道很少。但有关PFA治疗弥漫性髌股关节炎的报道发现，患者术后3～7年疼痛缓解明显，置换成功率达88%，其中3.6%～11.6%后来需要行全膝关节置换术[32-34]。关于Richards假体的长期随访（平均17～20年）结果发现优良率

表 2
髌股关节软骨损伤的研究

引用	研究设计队列（年龄，既往手术次数）	缺损面积	随访	结果	总结
Microfracture Mithoefer et al[10] 2009	系统回顾，28 项研究，N=3122 Coleman Methodology 评分：58 年龄（39±10）y 病变滑车、髌骨、MFC、LFC	平均为（3.0±0.8）cm²（范围 0.1~20cm²）	平均（41±5）mo（范围 12~136mo）	6~7y 患者的膝关节功能改善了 67%~86% 最长时间研究（11y 随访）：32% 无痛，54% 轻度疼痛 失败/修正：2y 2.5% 2~5y 之间 23%~31%（6 个随机对照试验）	7 项研究报告 术后 18~36mo 初始功能改善的恶化率为 47%~80% 年龄<30~40 岁；更好的结果和 MRI 软骨填充
Microfracture Negrin et al[11] 2012	Meta 分析，5 项研究，n=187 年龄：15~60y	范围 1~10cm²	范围 2~5y	平均标准化处理效果：1.106 预计增加 22 个 KOOS 点数	18~24mo 之后减少 对于大的软骨损害 治疗无效<35y 改善 LFC/MFC 效果优于髌骨
First-generation ACI Mandelbaum et al[15] 2007	前瞻性队列研究，N=40 43% 的劳务补偿 年龄（37.1±8.5）岁 过去 78% 手术损伤髌骨	平均（4.5±2.8）cm²	平均（59±18）mo	症状评分显著改善（3.1±1.0~6.4±1.7），疼痛（2.6±1.7~6.2±2.4），肿胀（3.9±2.7~6.3±2.7）	第一代 ACI 充分分解，决病变滑车的疼痛，症状和神经肿胀
First-generation ACI vasiliadis et al[17] 2010	回顾性调查研究，N=92 年龄 35y（范围 14~57）	平均（5.5±2.9）cm²	平均（12.6±2.3）y	Median Tegner 评分=2 → 3 (p<0.5) Median Lysholm 评分=61 → 70 (p>0.5) 72% 更好或无变化 93% 将再次接受手术 结果不受年龄或病变大小的影响	最长临床随访研究之一显示第一代 ACI 患者 93% 将再次进行手术

表2
（续）

引用	研究设计队列（年龄，既往手术次数）	缺损面积	随访	结果	总结
First-generation ACI Pascual-garrido et al[16]，2009	前瞻性队列研究，N = 62 年龄 31.8y（范围 15.8～49.4）	平均（4.2±1.6）cm²	平均 4y（范围 2～7）	在 lysholm，IKDC，KOOS 疼痛，KOOS 症状，KOOS 的日常生活，KOOS 运动，KOOS 生活质量，SF-12 physical，cincinnati 和 Tegner 等方面有显著的改善；SF-12 mental 无明显改善；44% 再手术率 7.7% 失败率（关节成形术或改为骨软骨同种异体移植）	结果不受前次手术的影响 接受 AMZ 的患者在任有更好的结果
Second-generation ACI vanlauwe et al[18]，2012	前瞻性队列研究，N = 38 年龄 30.9y 病变髌骨 a（28），trochlea（7），or both（3）84% 患者之前有过手术	平均 4.89cm²（范围 1.5～11cm²）	平均 37mo（范围 24～72mo）	在 48mo KOOS 及 VAS 评分有显著提高 在 3y>10 位患者 84% 临床症状改善 13% 失败 24% 再次手术	3y 第二代 ACI 在髌股关节上有不错的结果
Third-generation ACI Gobbi et al[19]，2009	Case series N = 34 年龄 31.2y（范围 15～55y） 病变位于髌骨（21），滑车（9），两者都有（4）	平均 4.45cm²	5y	在 2 及 5y，IKDC，VAS 及 Tegner 评分有显著提高	5y 时第三代 ACI 在髌骨关节上有不错的效果
Third-generation ACI Kreuz et al[19]，2009	比较研究（男性 vs 女性）N = 25 男性，27 女性 年龄 35.6y 20 PF compartment lesions	男（7.00±3.7）cm² 女：（4.33±1.1）cm²	在 6，12，48mo 时随访	女性 PF 病变：Lysholm/IKDC 评分在 6mo 时有提高，IKDC 后续继续提高 男性 PF 病变：Lysholm/IKDC 评分在 6mo 时有所改善，12mo 也有明显改善	男性和女性患者病变髌骨在第三代 ACI 后均有改善；而男性改善更明显

表 2
（续）

引用	研究设计队列（年龄，既往手术次数）	缺损面积	随访	结果	总结
	回顾性研究，N=70 年龄（34.3±10.1）y 平均既往手术次数 1.55±1.4	平均（4.41±2.15）cm²	平均（38.4±15.6）mo	改善 IKDC（61.6±21.5），Lysholm（73.0±22.4），和 Cumulated Ambulation 评分 61.5±21.5 症状好转有 84%，持平的 2.9%，恶化的 12.9% 67% 的正常或几乎正常 国际软骨修复学会 81.4% 将再次手术	对 70%~80% 的患者 ACI 有不错的效果
First-generation ACI±AMZ（73.7% concomitant）Farr[8]，2007	前瞻性调查研究，N=39 （38 膝） 年龄 31.2±11.3y 髌骨及滑车	滑车：（4.3±1.9）cm² (46%) 髌骨：（5.4±1.9）cm² (36%) 两者都有： （8.8±3.5）cm²(18%)	平均 1.2y	Modified Cincinnati Overall Condition 评分：平均提高 3 个点 Lysholm 评分：平均提高 31 个点 静态 VAS 评分：平均提高 2 个点 动态 VAS 评分：平均提高 3 个点 25 名患者后续共经历了 32 台手术 3 名患者失败	无论是否伴有 AMZ 或者不止一处病变总体情况都得到了改善

为86%。但是44%的患者因疾病进展需要翻修；31%的患者转而需全膝关节置换[35, 36]。

Tarassoil及其团队进行了有关髌股关节置换术的系统回顾研究[37]。预后较差的影响因素包括：术前合并胫骨骨关节炎、身体质量指数(BMI)大于30kg/m^2、既往半月板切除史、低位髌骨、高位髌骨、韧带不稳定。初次置换失败最常见的原因是胫骨骨关节炎退变。但是，PFA侵入性小，且术后恢复快，术中保留骨量也便于日后行全膝关节置换术。

总结

由于软骨损伤治疗不尽如人意，且髌股关节生物力学复杂，髌股关节软骨缺损的治疗仍是难点。Noyes和Barber-Westin[38]的系统回顾研究纳入了11项ACI治疗大面积髌股关节软骨损伤研究(>4cm^2)、5项髌股关节置换术(PFA)研究、2项骨软骨同种异体移植研究(患者年龄小于50岁)。失败率或效果不佳率分别是8%～60%(ACI)、22%(PFA)、53%(骨软骨同种异体移植)。正如前面提到的，三种技术均有可能出现并发症和再手术率，且预后不确定。本章强调严格掌握适应证选择的重要性，并且推荐同时解决所有伴随疾病以减少再手术率。低BMI值及单极髌骨缺损小于4cm^{2}的年轻患者预后最好。

参考文献

1. Flanigan DC, Harris JD, Trinh TQ, et al. Prevalence of chondral defects in athletes' knees: a systematic review. Med Sci Sports Exerc 2010;42:1795–801.
2. Widuchowski W, Widuchowski J, Trzaska T. Articular cartilage defects: study of 25,124 knee arthroscopies. Knee 2007;14:177–82.
3. Wang Y, Ding C, Wluka AE, et al. Factors affecting progression of knee cartilage defects in normal subjects over 2 years. Rheumatology (Oxford) 2006;45:79–84.
4. Ding C, Cicuttini F, Scott F, et al. Natural history of knee cartilage defects and factors affecting change. Arch Intern Med 2006;166:651–8.
5. Mihalko WM, Boachie-Adjei Y, Spang JT, et al. Controversies and techniques in the surgical management of patellofemoral arthritis. Instr Course Lect 2008;57: 365–80.
6. Cole BJ, Gomoll AH, Minas T, et al. Treatment of chondral defects in the patellofemoral joint. J Knee Surg 2006;19:285–95.
7. Dejour H, Walch G, Nove-Josserand L, et al. Factors of patellar instability: an anatomic radiographic study. Knee Surg Sports Traumatol Arthrosc 1994;2:19–26.
8. Farr J. Autologous chondrocyte implantation improves patellofemoral cartilage treatment outcomes. Clin Orthop Relat Res 2007;463:187–94.
9. Pidoriano AJ, Weinstein RN, Buuck DA, et al. Correlation of patellar articular lesions with results from anteromedial tibial tubercle transfer. Am J Sports Med 1997;25:533–7.
10. Mithoefer K, McAdams T, Williams RJ, et al. Clinical efficacy of the microfracture

technique for articular cartilage repair in the knee: an evidence-based systematic analysis. Am J Sports Med 2009;37:2053–63.

11. Negrin L, Kutscha-Lissberg F, Gartlehner G, et al. Clinical outcome after micro-fracture of the knee: a meta-analysis of before/after-data of controlled studies. Int Orthop 2012;36:43–50.

12. Brittberg M, Lindahl A, Nilsson A, et al. Treatment of deep cartilage defects in the knee with autologous chondrocyte transplantation. N Engl J Med 1994;331: 889–95.

13. Goyal D, Goyal A, Keyhani S, et al. Evidence-based status of second- and third-generation autologous chondrocyte implantation over first generation: a system-atic review of level I and II studies. Arthroscopy 2013;29:1872–8.

14. Niemeyer P, Steinwachs M, Erggelet C, et al. Autologous chondrocyte implantation for the treatment of retropatellar cartilage defects: clinical re-sults referred to defect localisation. Arch Orthop Trauma Surg 2008;128: 1223–31.

15. Mandelbaum BR, Browne J, Fu F, et al. Treatment outcomes of autologous chon-drocyte implantation for full-thickness articular cartilage defects of the trochlea. Am J Sports Med 2007;35:915–21.

16. Pascual-Garrido C, Slabaugh MA, L'Heureux DR, et al. Recommendations and treatment outcomes for patellofemoral articular cartilage defects with autologous chondrocyte implantation: prospective evaluation at average 4-year follow-up. Am J Sports Med 2009;37(Suppl 1):33S–41S.

17. Vasiliadis HS, Wasiak J, Salanti G. Autologous chondrocyte implantation for the treatment of cartilage lesions of the knee: a systematic review of randomized studies. Knee Surg Sports Traumatol Arthrosc 2010;18:1645–55.

18. Vanlauwe JJ, Claes T, Van Assche D, et al. Characterized chondrocyte implanta-tion in the patellofemoral joint: an up to 4-year follow-up of a prospective cohort of 38 patients. Am J Sports Med 2012;40:1799–807.

19. Gobbi A, Kon E, Berruto M, et al. Patellofemoral full-thickness chondral defects treated with second-generation autologous chondrocyte implantation: results at 5 years' follow-up. Am J Sports Med 2009;37:1083–92.

20. Kreuz PC, Niemeyer P, Müller S, et al. Influence of sex on the outcome of autol-ogous chondrocyte implantation in chondral defects of the knee. Am J Sports Med 2013;41:1541–8.

21. Petri M, Broese M, Simon A, et al. CaReS (MACT) versus microfracture in treating symptomatic patellofemoral cartilage defects: a retrospective matched-pair anal-ysis. J Orthop Sci 2013;18:38–44.

22. Henderson IJ, Lavigne P. Periosteal autologous chondrocyte implantation for patellar chondral defect in patients with normal and abnormal patellar tracking. Knee 2006;13:274–9.

23. Gigante A, Enea D, Greco F, et al. Distal realignment and patellar autologous chondrocyte implantation: mid-term results in a selected population. Knee Surg Sports Traumatol Arthrosc 2009;17:2–10.

24. Trinh TQ, Harris JD, Siston RA, et al. Improved outcomes with combined autolo-gous chondrocyte implantation and patellofemoral osteotomy versus isolated autologous chondrocyte implantation. Arthroscopy 2013;29:566–74.

25. Atkinson HD, Bailey CA, Anand S, et al. Tibial tubercle advancement osteotomy with bone allograft for patellofemoral arthritis: a retrospective cohort study of 50 knees. Arch Orthop Trauma Surg 2012;132:437–45.

26. Lu AP, Hame SL. Autologous osteochondral transplantation for simple cyst in the

patella. Arthroscopy 2005;21:1008.
27. Figueroa D, Meleán P, Calvo R, et al. Osteochondral autografts in full thickness patella cartilage lesions. Knee 2011;18:220–3.
28. Karataglis D, Green MA, Learmonth DJ. Autologous osteochondral transplantation for the treatment of chondral defects of the knee. Knee 2006;13:32–5.
29. Chahal J, Cole BJ, Gross AE, et al. Outcomes of osteochondral allograft transplantation in the knee. Arthroscopy 2013;29:575–88.
30. Jamali AA, Emmerson BC, Chung C, et al. Fresh osteochondral allografts: results in the patellofemoral joint. Clin Orthop Relat Res 2005;(437):176–85.
31. Torga Spak R, Teitge RA. Fresh osteochondral allografts for patellofemoral arthritis: long-term followup. Clin Orthop Relat Res 2006;444:193–200.
32. Ackroyd CE, Chir B. Development and early results of a new patellofemoral arthroplasty. Clin Orthop Relat Res 2005;(436):7–13.
33. Leadbetter WB, Kolisek FR, Levitt RL, et al. Patellofemoral arthroplasty: a multicentre study with minimum 2-year follow-up. Int Orthop 2009;33(6):1597–601. http://dx.doi.org/10.1007/s00264-008-0692-y.
34. Mont MA, Johnson AJ, Naziri Q, et al. Patellofemoral Arthroplasty 7-year Mean Follow-Up. J Arthroplasty 2011. http://dx.doi.org/10.1016/j.arth.2011.07.010.
35. Kooijman HJ, Driessen APPM, van Horn JR. Long-term results of patellofemoral arthroplasty. A report of 56 arthroplasties with 17 years of follow-up. J Bone Joint Surg Br 2003;85(6):836–40.
36. van Jonbergen H-PW, Poolman RW, van Kampen A. Isolated patellofemoral osteoarthritis. Acta Orthop 2010;81(2):199–205. http://dx.doi.org/10.3109/17453671003628756.
37. Tarassoli P, Punwar S, Khan W, et al. Patellofemoral arthroplasty: a systematic review of the literature. Open Orthop J 2012;6(1):340–7. http://dx.doi.org/10.2174/1874325001206010340.
38. Noyes FR, Barber-Westin SD. Advanced patellofemoral cartilage lesions in patients younger than 50 years of age: is there an ideal operative option? Arthroscopy 2013;29:1423–36.

第7章 内侧髌股韧带重建：手术技术及临床结果

Jeffrey Reagan，Raj Kullar，Robert Burks

关键词

- 内侧髌股韧带
- 髌骨不稳定
- 髌骨脱位

关键点

- 髌骨不稳定的原因很多，MPFL 病变只是其中之一，因此有必要进行全面的术前评估。
- 首先行麻醉下膝关节检查，以确诊髌骨不稳定。
- 行诊断性膝关节镜探查，检查滑车的形态、软骨损伤、髌骨外向移位。
- 腘绳肌腱取材时，应确保彻底解除半腱肌腱的粘连，同时需避免内侧副韧带浅层损伤。
- 推荐髌骨骨道定位于髌骨的近、中 1/3 交界处。
- 为避免髌骨骨折风险，髌骨骨道深度不超过 20mm，每钻取几毫米逐次使用注射器盐水冲洗钻头以防热损伤。
- 骨道制作应避免累及髌骨前方皮质和软骨下骨。
- 可行膝关节侧位透视辅助股骨骨道定位。
- 移植物应在膝关节第 2 层组织（滑膜外）中穿过软组织。
- 为了避免移植物张力过大，应在屈膝 50°～60° 时行固定。
- 该技术能够恢复髌骨中位，如果需要进行髌骨内移以矫正下肢力线不良，则可能还要进行其他手术操作。

引言

在所有膝关节损伤中，髌骨脱位占 2%～3%[1]。髌骨脱位通常伴有 MPFL 损伤，它也是髌骨外侧移动的主要约束 [2-12]。首次髌骨脱位采用非手术治疗的患者中 15%～40% 会出现复发性髌骨不稳 [13-15]。两次以上脱位的患者复发率

103

高达 49%。反复出现髌骨脱位可能导致进一步的软骨损伤、疼痛和日常活动受限，导致无法重返体育活动 [12, 16-18]。

以下因素可能导致髌骨不稳患者复发率增高：

- 股骨前倾
- 胫骨扭转
- 膝外翻
- 髌骨发育不良
- 滑车发育不良
- 高位髌骨
- 股内侧肌萎缩
- 鹅足苔藓样变
- 全身性韧带松弛

膝外翻畸形时，Q 角增大，导致髌骨外移力增大。同样地，股骨前倾和胫骨外翻扭转导致旋转力线不良，从而增加髌骨外侧应力，并可能导致外侧半脱位。屈膝时，髌骨的近端软组织约束带包括 MPFL 引导髌骨进入滑车沟 [3, 4]。屈膝

角度增大时，髌股关节的骨性约束结构限制髌骨过度活动并提供稳定性。高位髌骨患者的骨性约束结构需要在屈膝角度更大时才能发挥作用，从而更容易发生脱位或半脱位。滑车发育不良的患者在屈膝时，对抗髌骨外侧移动的约束力太弱而易于脱位 [16]。

对于那些外伤导致的髌骨脱位患者，MPFL 撕裂（图 1）并导致髌骨外移的静态约束力丢失。MPFL 损伤可发生在股骨止点、髌骨止点或韧带体部，也可以多部位损伤 [4, 19]。

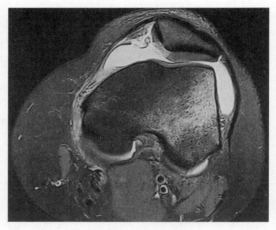

图 1　T2 相轴位片磁共振图像显示髌骨脱位外移患者股骨止点处 MPFL 撕裂

非手术治疗的目的重新调节并加强髌骨的动态稳定机制 [20]。如果非手术治疗无法解决髌骨不稳，则考虑 MPFL 重建手术。对于非手术治疗失败的患者，MPFL 重建可有效改善内侧静态性稳定不足的问题 [21-25]。如果患者合并其他不稳定因素，应进一步评估确定是否需要进行其他手术操作以矫正异常解剖结构，纠正引起脱位复发的因素。

文献报道了 MPFL 的急性期修复。Camanho 及其同事 [26] 对 33 例首次髌骨

脱位和急性 MPFL 损伤的患者进行了为期最少 25 个月的随访。在 33 例患者中，16 例采用以支具固定和物理治疗为主的非手术治疗，其中 8 例复发脱位；17 例行 MPFL 修复手术，没有一例出现复发脱位。手术组患者的 Kujala 评分均有改善。然而其他研究发现急性期 MPFL 修复手术结果欠佳[27-30]。Christiansen 及其同事[27] 报道了 77 例患者的随机对照试验，随访 2 年。所有患者在关节镜检查后随机分为手术组与非手术治疗组。42 例患者行 MPFL 修复，17% 脱位复发；35 例非手术治疗，20% 脱位复发。MPFL 修复并没有减少复发脱位率，Kujala 评分也没有改善。

多种解剖学和影像学方法可以辅助 MPFL 重建手术骨道定位[7, 8, 22, 31-35]。股骨和髌骨骨道解剖定位对于重建 MPFL 解剖至关重要。如果骨道定位不佳，将会导致 MPFL 张力异常，从而增加髌股关节接触压力，引起屈膝或伸膝时疼痛、早期关节病、关节松动或移植物受牵拉和复发性不稳定。

适应证

非手术治疗复发率高，因此有必要进行手术治疗。多种手术方法可以解决髌股关节不稳，包括内侧支持带紧缩术、外侧支持带松解术。这些手术可能导致复发性半脱位、持续膝关节疼痛和医源性内侧不稳定[36-39]。MPFL 重建旨在重建内侧静态性稳定机制，在伸直位时阻止髌骨外侧移位，而在屈膝运动时协助引导髌骨进入滑车槽。

MPFL 重建最常见的适应证包括非手术治疗无效的复发性髌骨不稳，此外还包括慢性不稳定和滑车发育不良。

禁忌证

MPFL 重建禁忌证很少。全身或局部感染是绝对禁忌证。对于合并其他不稳定因素的患者，如果只行 MPFL 重建而不处理其他不稳因素，则移植物失效的可能性增大。MPFL 重建不能用来改变髌骨对线，临床操作中应该于 MPFL 重建同时处理对线不良或旋转异常。

手术技术

术前规划

术前评估患肢既往手术史，包括术后瘢痕和腘绳肌腱取材等操作。此外，行 X 线正位片、侧位片和髌骨轴位片检查是否存在胫骨结节对线不良和滑车发育不良。Schottle 和他的同事[7]们通过尸体标本研究提出了一种确认 MPFL 股骨止点的影像学方法。要保持移植物等长，股骨止点与原 MPFL 股骨止点相差不能超过 5mm[7,40]。Redfern 及其同事[35]发现膝侧位透视辅助可以提高 MPFL 股骨定位的准确性，股骨远端侧位透视片上，股骨止点位于远端后方皮质的前方约 0.5mm，Blumensaat 线近端 3mm。

术前准备和患者体位

仰卧位。全身麻醉后行膝关节检查确诊有无髌骨不稳。然后在大腿近端捆绑非无菌止血带。屈膝 90°，外侧放置肾柱，增加肢体稳定性。对侧肢体加垫防止压力过大。铺单前摄透视正位片和侧位片。C 型臂透视机应放置在手术肢体侧，无菌台和器械放在脚端。

使用乙醇和 Chloraprep（Care Fusion 公司，圣地亚哥，加州，美国）对手术肢体进行皮肤消毒。然后在手术肢体下铺主单，使用脚套和 Coban 绷带包住远端肢体（3M、圣保罗、MN、美国）。最后铺无菌 U 形贴单及胶带。

手术方法

移植物取材

如果使用自体移植物，通常我们会选择在胫骨近端大约是胫骨结节水平，也就是矢状面上做一个位于前内侧的长约 3～4cm 的切口。用直角钳确认并钝性剥离半腱肌腱。钝性分离可以确认和分离位于内侧副韧带浅层和鹅足肌腱之间的平面。半腱肌腱从胫骨剥离后以 2 号 FiberWire 缝线编织（Arthrex 公司，Naples，FL，美国）。牵引肌腱，使用 Metzenbaum 剪去除肌腱表面组织至能触及肌腹部。使用肌腱剥离器剥离肌腱。移植物直径通常为 4～5mm。然后，以 0 号薇乔可吸收缝线缝合关闭鹅足，皮下组织以 3-0 单乔可吸收缝线缝合。

髌骨准备

沿髌骨内侧缘做 2～3cm 切口（图 2）。切取深达骨膜下的全厚皮瓣，包括 MPFL 和内侧支持带在内，从髌骨近 1/3 处牵开，切开和牵引步骤完全在关节囊外、滑膜外进行。

显露术野后，以 C 臂机拍摄的标准侧位透视片确认髌骨近、中 1/3 交界点。在该交点处放置定位导针，钻孔约 25mm（图 3）。C 臂机辅助以确保冠状面和矢状面上髌骨钻孔方向正确，避免击穿骨皮质或突破关节面（图 4）。使用 5mm 的空心钻头（Arthrex MPFL 器械包）钻一个至少 20mm 的髌骨骨道。钻头上有小凹槽，钻孔过程中不时需要移除扩髓器清洗凹槽中的骨屑，并用足够的生理盐水灌洗，避免热损伤。骨道边缘应予刮匙处理以便移植物通过（图 5）。

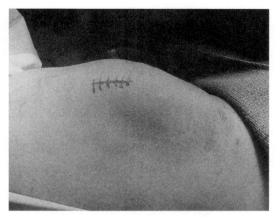

图 2　做长约 2～3cm 的髌骨内侧切口准备髌骨骨道。切口位于髌骨内缘稍偏外，以便从髌骨上全层掀起皮瓣

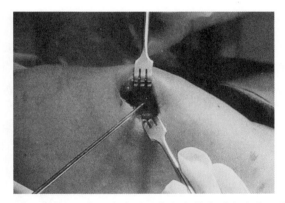

图 3　髌骨中上 1/3 放置导针，注意深度合适避免击穿骨皮质和关节面并注意防止热损伤

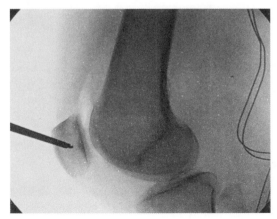

图 4　膝关节侧位透视下确认髌骨中上 1/3 的进钉点

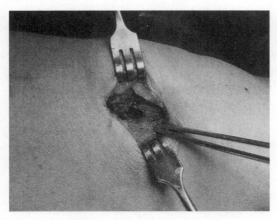

图 5 然后导针上套用一个 5mm 的扩髓器扩髓，深度不超过 20mm。清除软组织，以便移植物通过髌骨骨道

股骨端准备

摄膝关节侧位透视片。使用荧光标志物确定进钉点，或按 Redfern 及其同事 [35] 介绍的在侧位片上找到 Blumensaat 线和后方皮质的交点，该点最接近于 MPFL 的解剖止点。然后做一个 2～3cm 的皮肤切口，小心分离皮下组织，避免损伤隐神经。透视指引下打入 Beath 导针，导针方向从后向前，从大腿外侧皮肤钻出（图 6）。使用 6 或 7mm 的空心钻头（钻头尺寸取决于移植物的大小）在股骨上钻孔深约 40～45mm（图 7），然后去除扩髓器，使用 Beath 导针挂缝线穿过骨道。

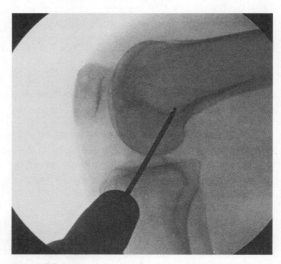

图 6 按 Redfern 及其同事 [35] 介绍的方法，在侧位片上找到股骨远端 Blumensaat 线和股骨后方皮质的交点，击入导针

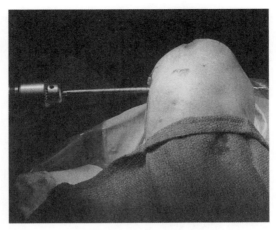

图7　从手术床的脚端拍摄的术中影像，导针上套扩髓器，其前进方向是从大腿内侧向外。股骨骨道钻孔从大腿内侧（左）到外侧（右）。导针从大腿外侧穿出（右）

移植物通过骨道

使用止血钳来开辟从髌骨切口到股内侧切口的滑膜外软组织通道。解剖切开髌骨内缘直到膝关节第二层即关节囊外的软组织，重要的是不要穿透关节囊进入关节腔，然后从股内侧切口导入导引缝线直到髌骨切口以备移植物通过。

半腱肌腱移植物首先固定于髌骨。首先将移植物的一端编织缝合好，然后穿入 4.75mm 或 5.5mm 对接锚定器（swivelock，Arthrex，Inc）将其导入髌骨骨道约 15mm 后进行固定。对接锚（swivelock，Arthrex，Inc）自带的不可吸收编织缝合线用于后期关闭切口时缝合髌骨支持带（图8）。

使用导引缝线将移植物的游离端送达股骨端切口（图9）。然后修整游离端至合适长度，用 2 号薇乔缝线编织，股骨骨道内的移植物长度大约 30mm。2 号

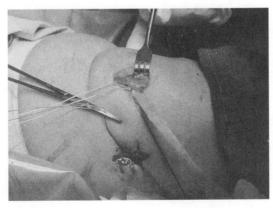

图8　半腱肌移植物固定于髌骨骨道。导引缝线骨道通过膝关节第二层软组织，注意不能进入关节腔

薇乔缝线在末端做环祥，再使用导引器牵入股骨骨道。这时，维持移植物适度的张力，活动膝关节评估移植物。检查髌骨以确认移植物张力合适，即髌骨应能轻松移动髌骨宽度的 1/4 且无脱位风险。该过程的目的是防止移植物过度松弛，同时确保张力不能太高。

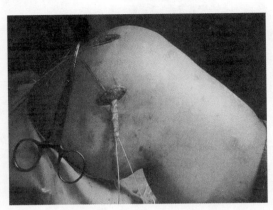

图 9　移植物已经通过软组织骨道到达股骨端切口。移植物的游离端已编织缝合，并准备植入股骨骨道。膝关节屈曲到 50°～60° 为最后的移植物固定准备

　　然后将镍钛合金丝导入股骨骨道引导螺钉固定。确认移植物张力合适后，膝关节屈曲 50°～60°，使用一个 6mm×23mm 或 7mm×23mm 软组织界面螺钉固定股骨端，直至获得良好的抓持力。

　　关节镜探查确认髌骨与滑车对线良好且移植物在关节腔外（图 10）。如果医生希望评估初始髌骨位置和病理情况，也可在 MPFL 重建术之前行关节镜检查。

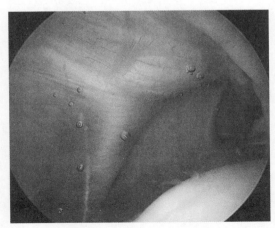

图 10　膝关节前外侧入路置镜可以从镜下看到关节外用于 MPFL 重建的半腱肌腱移植物

髌骨骨道对接锚（SwiveLockArthrex，Inc）上的不可吸收编织缝线用于缝合关闭髌骨内侧支持带。使用单股缝线缝合软组织和皮肤（皮内缝合）。应用软性敷料；膝关节支具固定。

术后护理

患者出院时需佩戴膝关节支具，该支具可缓解疼痛、辅助股四头肌锻炼。术后第一次复查时拆除缝线，拍摄 X 线片以评估骨道的位置，并确认无围术期骨折。如果需要，可以在家使用持续被动活动机（CPM 机）辅助康复。运动范围没有限制。可以佩戴支具步行，该支具能在股四头肌控制恢复正常后去除。

手术后立即开始物理治疗，并以可容忍的方式推进（表 1）。患者可以承受牵引所需重量。手术后大约 3～4 个月可以恢复运动。

表 1 MPFL 重建术后康复方案	
术后 0～3 周	在可耐受范围内逐渐恢复活动度 支具固定，可耐受范围内负重 股四头肌锻炼，4 步髋关节训练，小腿抬高 股四头肌控制恢复正常后停用支具
术后 3～5 周	在可耐受范围内进行活动度训练 使用双拐或单拐，可耐受范围内负重 继续股四头肌锻炼，4 步髋关节训练，小腿抬高
术后 5～6 周	膝关节全范围的运动 健身单车训练，可耐受范围内逐渐加大阻力 可耐受范围内开始双下肢闭链训练
术后 6～12 周	继续主动和被动全范围活动 继续可耐受范围内双下肢闭链训练 开始练习跑步
术后 12～16 周	可耐受范围内开始单腿闭链训练 可耐受范围内开始功能性训练 逐步恢复体育运动

并发症及处理

MPFL 重建术很多并发症源于适应证选择不当或操作失误。全面体查确认导致髌骨不稳的合并因素、正确认识 MPFL 可能相关的并发症有助于预防术后并发症。

- 关节内纤维化
- 感染
- 神经血管损伤（大隐静脉、大隐神经）
- 髌骨骨折
- 复发性横向不稳
- 髌股关节炎
- 医源性内侧不稳定
- 内固定反应引起的疼痛

术中可以采取措施来降低风险。髌骨骨折可导致患者移植物固定失效、加重患者病情。我们在重建时，髌骨骨道直径小（5mm）、长度短（20～25mm），从而减少过高的应力；使用分步钻孔技术减少骨的热损伤，每钻取数毫米去除扩髓器并进行清洗。

移植物张力过高亦可导致严重的后果，可造成髌股关节的接触压力改变、进而导致疼痛和关节病。避免的方法是：膝关节应屈曲 50°～60°，将髌骨约束在滑车槽内，以骨性约束力限制可能产生的过高张力。移植物不需牵拉从紧，而是去除屈膝时移植物松弛。注意患者既往或同期是否进行外侧组织松解，以防止内侧组织过紧。

临床结果

单纯 MPFL 重建治疗复发性髌骨不稳定具有良好疗效。许多回顾性病例系列研究显示 MPFL 可有效预防脱位和半脱位的发生，优良率为 80%～96%。表 2 对 MPFL 的临床疗效进行了汇总。

本文介绍的是 MPFL 重建术式的一种。它的特点是微创且固定牢靠，允许患者进行早期运动和康复训练，能够有效恢复髌骨外移的主要约束结构。然而，该技术本身不能实现髌骨的功能性内移。如果同时存在其他髌骨不稳定因素，单纯 MPFL 重建不能解决问题，需同时行其他手术操作矫正下肢力线不良、高位髌骨或其他异常解剖因素。

总结

对于复发性髌骨不稳，如果非手术治疗无效，可选择 MPFL 重建。重要的是要评估患者髌骨不稳定的因素。本章介绍的重建技术可实现解剖定位。骨道内界面螺钉带来的坚强固定允许患者早期活动和康复训练，减少移植物失效。

表 2
内侧髌股韧带重建治疗复发性髌骨脱位的结果

作者，年份	年龄	膝关节数	随访	嫁接型	再次脱位	半脱位	恐惧试验	结果评价	其余并发症	联合手术
Deie et al[42], 2003	8.5	6	7.4	ST	0	0	2	Kujala 96.3		
Deie et al[43], 2005	19.2	46	5	ST	0	4	4	Kujala <50/>90		4 VMOA, 39 VMOA and LR
Deie et al[31], 2011	22.2	31	3.2	ST	0	0	1	Kujala 64/94.5		
Drez et al[24], 2001	22	15	2.6	GA, ST, 或者阔筋膜	0	1	0	Kujala 88.6, Tegner 6.7, Fulkerson 93% 优良		
Ellera Gomes et al[44], 2004	26.7	16	3.3	ST	0	1	1	Crosby-Insall 15/16 优良, Aglietti 14/16 优良		
Fernandez et al[45], 2005		30	3.2	ST	0	0	0	Larsen and Lauridsen 29/30 优良		
Hinterwimmer et al[46], 2013		19	1.3	GA	0	0	-	Kujala 92, Tegner 5.98% 患者满意	0.16	
Kohn et al[47], 2013	22	42	2	GA	0	0	-	Kujala 51/85, Tegner 2.4/4.9, IKDC 50/80, 87% 满意		17 redosures of LR, 4 胫骨结节翻转术, 5 股骨远端截骨术, 1 滑车成形术
Mikashima et al[48], 2006	21.8	24	2	ST	0	0	1	Kujala 30.5/95.5	2 例髌骨骨折	
Nomura and Inoue[21], 2006	24.8	12	4.2	ST	0	0	0	Kujala 56.3/96, Insall 83% 优良		3LR

表 2（续）

作者，年份	年龄	膝关节数	随访	嫁接类型	再次脱位	半脱位	恐惧试验	结果评价	其余并发症	联合手术
Raghuveer and Mishra, et al[49], 2012	29.2	15	3.5	ST or GA	0	0	2	Kujala 44.8/91.9, 13/15 优良	PF 疼痛 2/15, external lag 5° 1/15, Harware pain 2/15	2LR
Schottle et al[50], 2005	30.1	15	4	ST	0	2	4	Kujala 53.3/85.7, 88% 优良, 86% 满意		8MTTO
Slenker et al[51], 2013	20.6	35	1.75	12 腘绳肌自体移植, 23 腘绳肌腱同种异体移植	0	0	0	Kujala 49.0/89.5		
Steiner et al[52], 2006	27	34	5.5	23 内收肌腱自体移植, 6 自体骨移植, 5 同种异体骨移植	0	0	1	Kujala 53.3/90.7, Lysholm 52.4/92.1, Tegner 3.1/5.1, 91%优良	1 血肿, 1 外伤, 性松动, 3 疼痛	
Thaunant and Erasmus[53], 2007	22	23	2.3	GA	0	0	0	Kujala 93	1 延伸 10 失访	
Toritsuka et al[54], 2011	23	20	2.5	ST	0	1	1	Kujala 96, Crosby-Insall 6/20 优秀, 14/20 良好		4 LR and ORIF of avulsion
Watanabe et al[55], 2008	19	42	4.3	ST or GA	0	0	8	Lysholm >90		13 MTTO

缩写：GA，股薄肌移植 LR，外侧松解术；MTTO，内侧胫骨结节移植；ORIF，切开复位内固定；PF，髌骨；ST，半腱肌自体移植；VMOA，股内侧斜肌前移

参考文献

1. Stefancin JJ, Parker RD. First-time traumatic patellar dislocation: a systematic review. Clin Orthop Relat Res 2007;455:93–101.
2. Amis AA, Firer P, Mountney J, et al. Anatomy and biomechanics of the medial patellofemoral ligament. Knee 2003;10(3):215–20.
3. Burks RT, Desio SM, Bachus KN, et al. Biomechanical evaluation of lateral patellar dislocations. Am J Knee Surg 1998;11(1):24–31.
4. Desio SM, Burks RT, Bachus KN. Soft tissue restraints to lateral patellar translation in the human knee. Am J Sports Med 1998;26(1):59–65.
5. Farr J, Schepsis AA. Reconstruction of the medial patellofemoral ligament for recurrent patellar instability. J Knee Surg 2006;19(4):307–16.
6. Sillanpää PJ, Peltola E, Mattila VM, et al. Femoral avulsion of the medial patellofemoral ligament after primary traumatic patellar dislocation predicts subsequent instability in men: a mean 7-year nonoperative follow-up study. Am J Sports Med 2009;37(8):1513–21.
7. Schöttle PB, Schmeling A, Rosenstiel N, et al. Radiographic landmarks for femoral tunnel placement in medial patellofemoral ligament reconstruction. Am J Sports Med 2007;35(5):801–4.
8. Stephen JM, Lumpaopong P, Deehan DJ, et al. The medial patellofemoral ligament: location of femoral attachment and length change patterns resulting from anatomic and nonanatomic attachments. Am J Sports Med 2012;40(8):1871–9.
9. Steensen RN, Dopirak RM, Maurus PB. A simple technique for reconstruction of the medial patellofemoral ligament using a quadriceps tendon graft. Arthroscopy 2005;21(3):365–70.
10. Weber-Spickschen TS, Spang J, Kohn L, et al. The relationship between trochlear dysplasia and medial patellofemoral ligament rupture location after patellar dislocation: an MRI evaluation. Knee 2011;18(3):185–8.
11. Parikh SN, Wall EJ. Patellar fracture after medial patellofemoral ligament surgery: a report of five cases. J Bone Joint Surg Am 2011;93(17):e97(1-8).
12. Sillanpää P, Mattila VM, Iivonen T, et al. Incidence and risk factors of acute traumatic primary patellar dislocation. Med Sci Sports Exerc 2008;40(4):606–11.
13. Mehta VM, Inoue M, Nomura E, et al. An algorithm guiding the evaluation and treatment of acute primary patellar dislocations. Sports Med Arthrosc 2007; 15(2):78–81.
14. Trikha SP, Acton D, O'Reilly M, et al. Acute lateral dislocation of the patella: correlation of ultrasound scanning with operative findings. Injury 2003;34(8):568–71.
15. Fithian DC, Paxton EW, Stone ML, et al. Epidemiology and natural history of acute patellar dislocation. Am J Sports Med 2004;32(5):1114–21.
16. Bollier M, Fulkerson J, Cosgarea A, et al. Technical failure of medial patellofemoral ligament reconstruction. Arthroscopy 2011;27(8):1153–9.
17. Bitar AC, Demange MK, D'Elia CO, et al. Traumatic patellar dislocation: nonoperative treatment compared with MPFL reconstruction using patellar tendon. Am J Sports Med 2012;40(1):114–22.
18. Colvin AC, West RV. Patellar instability. J Bone Joint Surg Am 2008;90(12): 2751–62.
19. Guerrero P, Li X, Patel K, et al. Medial patellofemoral ligament injury patterns and associated pathology in lateral patella dislocation: an MRI study. Sports Med Arthrosc Rehabil Ther Technol 2009;1(1):17.
20. McConnell J. Rehabilitation and nonoperative treatment of patellar instability. Sports Med Arthrosc 2007;15(2):95–104.

21. Nomura E, Inoue M. Hybrid medial patellofemoral ligament reconstruction using the semitendinous tendon for recurrent patellar dislocation: minimum 3 years' follow-up. Arthroscopy 2006;22(7):787–93.

22. Nomura E, Inoue M. Surgical technique and rationale for medial patellofemoral ligament reconstruction for recurrent patellar dislocation. Arthroscopy 2003; 19(5):E47.

23. Hautamaa PV, Fithian DC, Kaufman KR, et al. Medial soft tissue restraints in lateral patellar instability and repair. Clin Orthop Relat Res 1998;349:174–82.

24. Drez D Jr, Edwards TB, Williams CS. Results of medial patellofemoral ligament reconstruction in the treatment of patellar dislocation. Arthroscopy 2001;17(3): 298–306.

25. Sandmeier RH, Burks RT, Bachus KN, et al. The effect of reconstruction of the medial patellofemoral ligament on patellar tracking. Am J Sports Med 2000; 28(3):345–9.

26. Camanho GL, Viegas Ade C, Bitar AC, et al. Conservative versus surgical treatment for repair of the medial patellofemoral ligament in acute dislocations of the patella. Arthroscopy 2009;25(6):620–5.

27. Christiansen SE, Jakobsen BW, Lund B, et al. Isolated repair of the medial patellofemoral ligament in primary dislocation of the patella: a prospective randomized study. Arthroscopy 2008;24(8):881–7.

28. Palmu S, Kallio PE, Donell ST, et al. Acute patellar dislocation in children and adolescents: a randomized clinical trial. J Bone Joint Surg Am 2008;90(3):463–70.

29. Nikku R, Nietosvaara Y, Kallio PE, et al. Operative versus closed treatment of primary dislocation of the patella. Similar 2-year results in 125 randomized patients. Acta Orthop Scand 1997;68(5):419–23.

30. Nikku R, Nietosvaara Y, Aalto K, et al. Operative treatment of primary patellar dislocation does not improve medium-term outcome: a 7-year follow-up report and risk analysis of 127 randomized patients. Acta Orthop 2005;76(5):699–704.

31. Deie M, Ochi M, Adachi N, et al. Medial patellofemoral ligament reconstruction fixed with a cylindrical bone plug and a grafted semitendinosus tendon at the original femoral site for recurrent patellar dislocation. Am J Sports Med 2011; 39(1):140–5.

32. Panagopoulos A, van Niekerk L, Triantafillopoulos IK. MPFL reconstruction for recurrent patella dislocation: a new surgical technique and review of the literature. Int J Sports Med 2008;29(5):359–65.

33. Schottle PB, Romero J, Schmeling A, et al. Technical note: anatomical reconstruction of the medial patellofemoral ligament using a free gracilis autograft. Arch Orthop Trauma Surg 2008;128(5):479–84.

34. Servien E, Fritsch B, Lustig S, et al. In vivo positioning analysis of medial patellofemoral ligament reconstruction. Am J Sports Med 2011;39(1):134–9.

35. Redfern J, Kamath G, Burks R. Anatomical confirmation of the use of radiographic landmarks in medial patellofemoral ligament reconstruction. Am J Sports Med 2010;38(2):293–7.

36. Ostermeier S, Holst M, Hurschler C, et al. Dynamic measurement of patellofemoral kinematics and contact pressure after lateral retinacular release: an in vitro study. Knee Surg Sports Traumatol Arthrosc 2007;15(5):547–54.

37. Nonweiler DE, DeLee JC. The diagnosis and treatment of medial subluxation of the patella after lateral retinacular release. Am J Sports Med 1994;22(5):680–6.

38. Senavongse W, Amis AA. The effects of articular, retinacular, or muscular deficiencies on patellofemoral joint stability: a biomechanical study in vitro.

J Bone Joint Surg Br 2005;87(4):577–82.

39. Senavongse W, Farahmand F, Jones J, et al. Quantitative measurement of patellofemoral joint stability: force-displacement behavior of the human patella in vitro. J Orthop Res 2003;21(5):780–6.

40. Smirk C, Morris H. The anatomy and reconstruction of the medial patellofemoral ligament. Knee 2003;10(3):221–7.

41. Beck P, Brown NA, Greis PE, et al. Patellofemoral contact pressures and lateral patellar translation after medial patellofemoral ligament reconstruction. Am J Sports Med 2007;35(9):1557–63.

42. Deie M, Ochi M, Sumen Y, et al. Reconstruction of the medial patellofemoral ligament for the treatment of habitual or recurrent dislocation of the patella in children. J Bone Joint Surg Br 2003;85(6):887–90.

43. Deie M, Ochi M, Sumen Y, et al. A long-term follow-up study after medial patellofemoral ligament reconstruction using the transferred semitendinosus tendon for patellar dislocation. Knee Surg Sports Traumatol Arthrosc 2005;13(7):522–8.

44. Ellera Gomes JL, Stigler Marczyk LR, César de César P, et al. Medial patellofemoral ligament reconstruction with semitendinosus autograft for chronic patellar instability: a follow-up study. Arthroscopy 2004;20(2):147–51.

45. Fernandez E, Sala D, Castejon M. Reconstruction of the medial patellofemoral ligament for patellar instability using a semitendinosus autograft. Acta Orthop Belg 2005;71(3):303–8.

46. Hinterwimmer S, Imhoff AB, Minzlaff P, et al. Anatomical two-bundle medial patellofemoral ligament reconstruction with hardware-free patellar graft fixation: technical note and preliminary results. Knee Surg Sports Traumatol Arthrosc 2013;21(9):2147–54.

47. Kohn LM, Meidinger G, Beitzel K, et al. Isolated and combined medial patellofemoral ligament reconstruction in revision surgery for patellofemoral instability: a prospective study. Am J Sports Med 2013;41(9):2128–35.

48. Mikashima Y, Kimura M, Kobayashi Y, et al. Clinical results of isolated reconstruction of the medial patellofemoral ligament for recurrent dislocation and subluxation of the patella. Acta Orthop Belg 2006;72(1):65–71.

49. Raghuveer RK, Mishra CB. Reconstruction of medial patellofemoral ligament for chronic patellar instability. Indian J Orthop 2012;46(4):447–54.

50. Schöttle PB, Fucentese SF, Romero J. Clinical and radiological outcome of medial patellofemoral ligament reconstruction with a semitendinosus autograft for patella instability. Knee Surg Sports Traumatol Arthrosc 2005;13(7):516–21.

51. Slenker NR, Tucker BS, Pepe MD, et al. Short-/intermediate-term outcomes after medial patellofemoral ligament reconstruction in the treatment of chronic lateral patellofemoral instability. Phys Sportsmed 2013;41(2):26–33.

52. Steiner TM, Torga-Spak R, Teitge RA. Medial patellofemoral ligament reconstruction in patients with lateral patellar instability and trochlear dysplasia. Am J Sports Med 2006;34(8):1254–61.

53. Thaunat M, Erasmus PJ. The favourable anisometry: an original concept for medial patellofemoral ligament reconstruction. Knee 2007;14(6):424–8.

54. Toritsuka Y, Amano H, Mae T, et al. Dual tunnel medial patellofemoral ligament reconstruction for patients with patellar dislocation using a semitendinosus tendon autograft. Knee 2011;18(4):214–9.

55. Watanabe T, Muneta T, Ikeda H, et al. Visual analog scale assessment after medial patellofemoral ligament reconstruction: with or without tibial tubercle transfer. J Orthop Sci 2008;13(1):32–8.

第8章 远端力线重建术：适应证、手术技术及临床结果

Kyle Duchman，Matt Bollier

关键词

- 远端力线重建
- 髌骨不稳
- 膝前疼痛
- 胫骨结节截骨
- 髌股关节
- 髌骨轨迹

关键点

- 髌股关节不稳伴力线不良或者外侧移位时，可行远端力线重建术（同期可行近端稳定术）
- 远端力线重建术可有效减轻外侧和远端髌股软骨应力。
- 前内移位术能够多平面调整截骨，截骨面长而平，有助于骨愈合和螺钉固定。
- 前内移位术合并远端移位术可治疗高位髌骨。

引言

伸膝装置的远端重建是解决髌股关节不稳、减轻髌股关节内外侧软骨损伤、髌股关节外侧过负荷、髌骨倾斜和紧压的有效方法。

髌股关节的稳定依赖骨结构、软组织约束力和肌肉的动力之间复杂的相互作用来保持关节协调。许多临床和影像学因素已证实为髌股关节不稳和脱位的危险因素，包括韧带松弛、Q角增大、股骨前倾角增加、滑车发育不良、股四头肌发育不良、胫骨结节和滑车沟（TT-TG）之间的距离增加和高位髌骨[1-5]。

文献报道超过100种手术方法能够解决各种因素引起的髌股关节不稳。急性髌骨脱位的经典治疗方法是采用保守治疗，在采用或者不采用支具固定或者贴扎限制髌骨活动的情况下，早期活动并加强股四头肌肌力训练[6]。保守治疗后髌骨再脱位发生率为15%～44%，既往有过脱位史将增加复发脱位的发生率[7, 8]。据统计，50%以上的脱位是在运动时发生的，最常见于足球和篮球运动[6, 7, 9, 10]。内侧髌股韧带（MPFL）是限制髌骨移位最主要的解剖结构。急性髌

骨脱位经常伴有 MPFL 损伤。MFPL 重建已经成为治疗髌骨不稳的常用方法之一，适应证为近端软组织约束作用受损而肌肉动力正常的复发性髌骨不稳。但是，单纯 MPFL 重建不能有效解决高位髌骨或伸膝装置异常。远端重建技术（包括胫骨结节截骨术）已有 100 多年的历史，旨在矫正伸膝装置的对线。传统的胫骨结节截骨术内移远端的伸膝装置，以矫正 Q 角和 TT-TG 距离。

此后技术不断改进，目前改良的胫骨结节截骨术已可实现在多个平面矫正远端伸膝装置。一些学者还采用远端力线重建术减轻髌骨软骨压力载荷 [11, 12]。精确的截骨技术允许在轴向、矢状面、冠状面上调整截骨面，从而根据患者的情况进行个性化治疗。Fulkerson 在 1983 年首次描述了胫骨结节前内侧移位术 [13]。这种方法能够调整截骨面的倾斜度，或增加内移解决外侧不稳；或增加前移减少内外侧和远端的软骨应力。另外，前内移位时截骨面长而平，更大的接触面可以有效促进愈合，也能提供更大的骨块适应不同的螺钉固定。根据患者治疗的需要，胫骨结节截骨术还可同时与其他软组织或骨手术如 MPFL 重建术、外侧支持带松解术、滑车整形术等一起施行，进一步提供个性化治疗。个性化的治疗趋势促使人们进一步了解髌股关节病理机制以及不同病损的手术疗效，以选择最佳的手术治疗，提高治疗效果。

本章旨在概述远端力线重建术，主要围绕手术适应证和手术方法，同时讨论影响手术计划的解剖和生物力学因素。另外，本章还将讨论当前远端力线重建术相关的热点和争议点。

适应证

远端力线重建的适应证文献报道不一。最常见的适应证包括：外侧髌股关节不稳、内外侧髌骨软骨病变引起的膝前痛、外侧髌骨过负荷和髌骨倾斜。术前严格掌握适应证选择是远端力线重建术成功的关键。

髌股关节不稳的患者非手术治疗失败后，要确定最合适的手术方案是比较困难的。重要的是首先确定是施行近端稳定术还是远端重建术，或者两者同时进行（图 1）。

对于复发性髌股不稳，首要的步骤是正确诊断和检查危险因素，包括滑车发育不良、高位髌骨、过度松弛、力线不良等 [3]。髌骨恐惧试验在膝关节生理性活动范围内施加压力以评估 MPFL 功能，后者在屈膝时引导髌骨进入滑车沟 [14]。临床上还可测量股四头肌牵拉力线，通常也称为 Q 角，即股四头肌在胫骨结节和髌骨中心的合成矢量 [15]。尽管 Q 角的病理性阈值尚未确定，但一般来说，Q 角正常值在 14°～23°之间 [16, 17]。当 Q 角增大时，髌骨侧方的作用力增加，导致髌骨向外侧移位 [18]。但是由于人群差异很大，而且 Q 角和影像学测量值如 TT-TG[19] 等的相关性较差，因此很多人对是否能应用 Q 角来做术前评估产生了质疑。

评价髌骨不稳定的常规影像学检查应包括站立位膝关节正位片、侧位片和髌骨轴位片[20]。这些常规的影像学检查可以评价髌股关节炎的严重程度和损伤部位，这些都会影响患者远端重建手术的治疗效果[21, 22]。同时还可用来评价髌骨的高度，当 Caton-Deschamps 和 Insall-Salvati 指数大于 1.2 时，提示应该考虑在远端重建时进行胫骨结节远端移位[23, 24]。我们通常在 Caton-Deschamps 指数大于 1.4 时进行胫骨结节截骨远端移位术。Dejour 和他的同事[3] 确定了 4 个髌骨不稳的影像学危险因素，即①滑车发育不良，是不稳的主要因素；②股四头肌发育不良，影像学表现为髌骨倾斜；③高位髌骨，Caton-Deschamps 指数[25]大于 1.2；④ TT-TG 距离大于 20mm[3]。TT-TG 距离的测量是自股骨滑车沟最深点向股骨后髁切线作一垂线，然后自胫骨结节最前点向股骨髁后缘切线做一垂线，这两条垂线的距离就是 TT-TG 距离。这一距离主要在 CT 上进行测量，其他的横断面图像如 MRI 也能用来测量 TT-TG 的距离。尽管 MRI 可以更好地评价与髌骨不稳相关的软组织结构，但 MRI 和 CT 的 TT-TG 值不一样[26, 27]。不过测量方法是一样的。另外，在获取横断面图像时膝屈伸角度的细微差异都会影响 TT-TG 的数值[28]。因此，临床上很难使用固定的 TT-TG 值作为手术的指标。框 1 总结了远端重建术的临床和影像学适应证。

远端力线重建术还可用于治疗髌骨内外侧局灶性软骨病损引起的膝前疼痛，同期可以采用软骨修复手术。胫骨结节前内移位术能够减少髌股关节远端和外侧的接触压力，从而减少滑车外侧的压力[29]。此外，正如图 2 所示，胫骨结

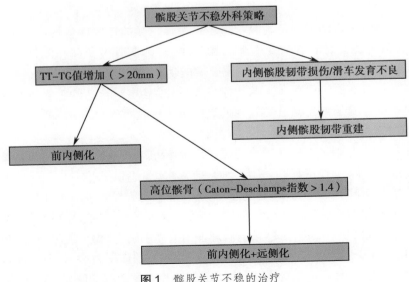

图 1　髌股关节不稳的治疗

节截骨术能更容易翻转髌骨、观察软骨缺损，从而有助于降低髌骨软骨表面修整术的技术难度。至于是选择髌骨软骨表面修整术或胫骨结节截骨术，还是选择两者同时进行来治疗髌骨软骨病变、减轻疼痛和提高功能，目前仍有争议。制定

框1
远端重建术的适应证

1. 复发性髌股关节不稳且：
   - 骨骼发育成熟（骨骺闭合）
   - TT-TG > 15～20mm
   - Caton-Deschamps > 1.4
2. 局灶性髌骨软骨病变
   - 外侧或者远端病变不需要同时施行软骨面修复术
   - 中心或内侧病变需要同时施行软骨面修复术
3. 经外侧松解术无效的单纯髌股外侧紧压、倾斜、过度超负荷

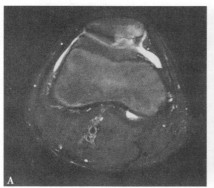
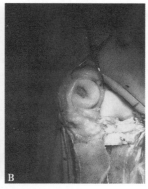
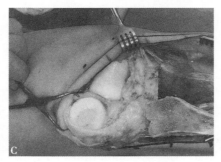

图2 （A-C）一名二十一岁女性，具有髌股关节不稳病史和有明显症状的膝关节软骨损伤。她的 TT-TG 距离术前测量为 21mm，无高位髌骨的证据。在软骨表面置换术中行前内侧胫骨结节转移以去除软骨损伤的症状。（A）术前 T2 加权 MRI 显示有较大的髌骨软骨损伤，并没有滑车病变的证据。（B）术后图像确认胫骨结节截骨后出现大面积中央软骨缺损。（C）在胫骨结节确定固定之前外翻髌骨的图像

手术方案的重点是确认病变的位置和 TT-TG 的距离。对于 TT-TG 大于 15mm 的髌骨外侧病变，作者建议行单独的截骨移位术。如果 TT-TG 小于 10mm，只需行前移位术。当 TT-TG 修正到 12mm 以下而且没有残留的髌股关节不稳时，软骨损伤的细胞修复手术效果更好[30]。

由于产生膝前疼痛的原因是多方面的，即使经过仔细的病史询问和体格检查，弄清膝前疼痛的真正原因还是很困难的[4]。许多解剖结构包括滑膜、软骨下骨、韧带、皮肤、肌肉和神经等都可能引起膝前疼痛[4]。远端重建术对膝前疼痛作为唯一主诉的患者的治疗效果不如髌骨不稳患者[22]。因此，只有当引起膝前疼痛的解剖因素（如软骨损伤）明确可以通过远端重建术进行处理时，才能施行该手术作为缓解膝前疼痛的治疗方法。

禁忌证

远端重建术的绝对禁忌证很少。但是因为 14 岁以下患者接受远端重建术后可能出现膝反屈，大部分医生认为对于青少年患者，应该待胫骨近端骨骺和胫骨结节突起闭合后再进行手术[31-34]。鉴于脱位的患者大多集中在 14～17 岁[6, 7, 9, 10]，如果需要手术，尽可能先行保守治疗和调整活动，直到骨骺愈合后再考虑手术治疗。

胫骨结节内移的相对禁忌证包括既往髌骨内侧脱位和半脱位史，因为伸膝装置的进一步内移会增加髌骨内侧脱位的危险性[35]。另外，严重髌股关节炎患者预后相对较差，因此不推荐对这些患者进行远端重建术[21, 22, 36]。对于内侧髌骨或滑车软骨损伤的患者，不推荐进行单纯的内移手术，但是其他平面的移位术还是可以进行的[37]。

手术技术

远端重建术的历史

Roux[38] 在 1888 年首次使用远端重建术治疗复发性髌骨脱位。Roux 的手术过程包括内侧支持带紧缩术、外侧支持带松解术，并将髌腱的外 1/2 内移，即旋转松解后的髌腱外侧，将外侧 1/2 内移到内侧髌腱的后方，缝合固定在胫骨近端的骨膜上。几乎与 Roux 同时期，Goldthwait[39] 也提出了相似的手术方法，因此该手术被称为 Roux-Goldthwait 式式。

对 Roux 术式的改进相继被报道。Trillat 和他的同事[40] 提出一种首先被 Elmslie 采用的方法，这种方法对胫骨结节进行轴面上的水平截骨和向内移位，即 Elmslie-Trillat 式。Hauser[41] 为了修正高位髌骨引起的复发性髌骨脱位，提出胫骨结节截骨并向远端移位。最近，Fulkerson 提出了多平面上截骨如斜行胫骨结节截骨，这样可以通过胫骨结节内移同时前移从而矫正伸膝装置对线 [42]。Maquet[43] 首次使用胫骨结节前移减轻髌股关节不稳患者的关节应力和疼痛。这个操作已经被应用到多平面截骨术中。髌骨外侧面的压力增加可能是一些髌骨不稳患者膝痛的原因，生物力学模型显示胫骨结节前移可以减少外侧压力 [12]。多平面截骨使术者可以根据导致患者髌骨不稳的不同危险因素（如 Q 角增大、TT-TG 距离增大、高位髌骨等）来施行个性化的截骨术。不同的不稳解剖因素需要不同的术式进行矫正，因此，术者需要了解髌骨关节不稳的复杂病理学才能选择最合适的方式进行治疗。

胫骨结节内移术

单纯胫骨结节内移术是最早描述的远端力线重建术 [38]。胫骨结节内移术通过内移伸膝装置远端来减少作用在髌骨的外侧应力，显著降低髌骨软骨面特别是外侧关节面的压力 [12, 44, 45]。文献中关于内移的程度有争议，理想情况是控制术后 TT-TG 在 9～15mm 范围内 [24, 46-49]。术中通过主动和被动活动范围来评价内移的距离时，不稳患者内移的距离大于疼痛患者 [22]。由于胫骨是三角形形状，胫骨结节截骨面和胫骨之间的接触面大小限制了单纯内移位术可以实现的内移距离。文献报道内移位术临床效果良好，术后再脱位率低，且主观功能评分明显改善 [31, 50]。但是，也有研究表示单纯内移位术长期随访可能出现疼痛和髌股关节炎 [51]。

胫骨结节远端移位术

一般很少单独施行胫骨结节远端移位，因为高位髌骨常和其他不稳因素同时存在，所以更常施行的是多平面截骨术。远端移位的适应证包括 Caton-Deschamps 或者 Insall-Salvati 指数大于 1.2[23, 24]。当 Caton-Deschamps 指数大于 1.4mm，如图 3 所示，作者主要选择行远端截骨术来作为多平面截骨的一部分。要小心避免过度远端移位，这样会限制屈膝。

胫骨结节前移位术

单纯前移位术由 Maquet[43] 首次用于治疗髌骨软化，以减少髌股关节接触面的压力和缓解疼痛。该技术最大的难题是固定，因为固定需要自体或者同种异体骨块。因为这个问题，单独的胫骨结节前移位术不常用。但是，Rue 和他的同事 [37] 提出对于无法施行前内移位术的内侧关节软骨损伤患者，可采取单纯前移位术。前移位术也是多平面截骨术的重要组成部分，在接下来的部分将会讨论 [42]。

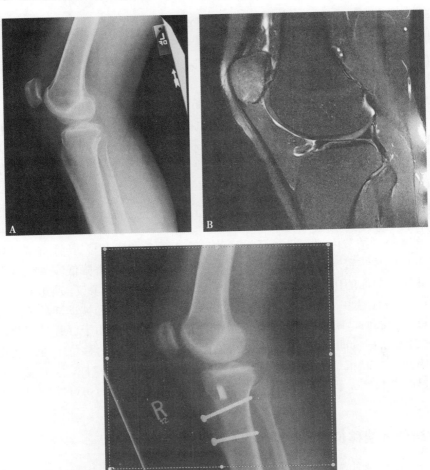

图 3 （A-C）一名二十岁女性，既往髌股关节不稳病史，伴有髌骨关节内游离体。她的术前 IT-TG 和 Caton-Deschamps 测量值分别为 19mm 和 1.4。（A）术前侧位片显示 Caton-Deschamps 指数测量值大于 1.4，作者优先于远端切除。（B）术前矢状 T2 加权 MRI 显示关节内游离体。（C）术后侧位片经对胫骨结节的移位，显示出对 Caton-Deschamps 指数的矫正

胫骨结节的前内侧移位术

　　最初由 Fulkerson 于 1983 年提出，胫骨结节前内移位术旨在结合内侧和前侧移位两种术式的优点，并且克服单独移位术的缺点（即移植骨块的需求和截骨愈合面有限）[13]。Fulkerson 前内移位截骨术有几个优点。第一，截骨面长而平，松质骨表面积大，可以促进骨愈合，并且提供足够的空间放置螺钉。第二，靠近胫骨嵴截骨远端成锥形可以减少胫骨骨折的危险。最后，轴向平面上截骨面斜度能够根据患者的情况而进行调整，从而实现不同程度的内移或者前移。

另外，前内侧移位已经证实能够减少髌骨软骨的接触压力，也能在生物力学上矫正髌骨运动轨迹紊乱[45]。框 2 总结了 Fulkerson 胫骨前内移位术的优缺点。

框 2 前内移位的优缺点	
优点	缺点
保留伸膝装置	不能修复 MPFL 损伤
骨愈合面积大	术后内固定物反应
能放置多个螺钉	潜在的神经损伤
多平面调节	增加内侧髌骨面的压力
早期活动	延迟愈合或不愈合
	不适用于骨骼发育未成熟的患者

前内移位术：具体手术操作

　　患者处仰卧位，在患肢大腿上端绑止血带。从大腿至足部用洗必泰溶液消毒。常规无菌铺单，确保患肢可以全范围活动。首先通过标准的外侧和前侧入路行关节镜诊断性检查。被动活动膝关节观察髌骨运动轨迹、软骨损伤的程度和部位。如果需要，关节镜下外侧松解术和内侧紧缩术应该在此时进行。手术全程都应该上止血带，伤口缝合前松止血带并评估出血情况。

　　关节镜检查后，把注意力放到胫骨结节。在胫骨结节稍外侧做一个 5～6cm 的切口。切口应该足够大从而使截骨时对皮肤和软组织损伤较少。分离解剖结构直到胫骨结节上髌腱止点处。止血钳放在肌腱的后面来分离它和下方的骨干骺端（图 4）。先把前侧肌群从胫骨棘外侧抬高然后向后牵开显露下方的胫骨。放置牵引器显露截骨术野。

　　内移和前移的距离决定于截骨轴面的倾斜度，倾斜度大（前后方向）则前移更多，适用于治疗远端和近端软骨病变。胫骨外侧面充分显露后，使用电刀标记将要截骨的地方。截骨线应该划在截骨的最远端的胫骨皮质上。多种导引器械可以辅助截骨，但有经验的术者一般倾向于不使用导引器械。用摆锯沿着斜轴面从前内到后外截骨。截骨应该从最远端向近端进行。除非需要行远端移位，应该努力沿胫骨棘保留远端骨膜与胫骨相连续，形成铰链。在这个步骤中，避免对软组织的损伤是非常重要的。用骨刀完成斜行截骨。然后从外向内使用 0.64cm 的骨刀将胫骨结节髌腱止点近端处凿开。再用 1.27cm 的骨刀把斜行截骨与近端连接起来形成胫骨结节骨块。

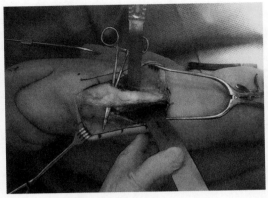

图 4　术中照片显示在进行倾斜截骨前暴露的胫骨结节。当嵌入结节时注意卡在髌腱最远端的部位

　　沿着截骨斜面，将截下来的胫骨结节骨块向前、向内旋转。用 2 根 0.16cm 的克氏针临时固定胫骨结节，然后术中评价髌骨运动轨迹。全范围被动活动膝关节评估髌股关节。暂时固定后还可于关节镜下观察髌骨运动轨迹。特别注意要避免伸膝装置的过度内移导致髌骨内侧偏移。通常建议内移不超过 1cm。

　　最后使用 4.5mm 自攻螺钉贯穿皮质牢固固定。螺钉的位置应该在髌腱止点远端 1cm 处，螺钉之间的间距应大于 2cm 以减少骨折的风险。螺钉尽可能与截骨面垂直。生物力学测试显示，2 个 4.5mm 螺钉固定的最大失效负荷大于 3 个 3.5mm 螺钉固定，但结果没有统计学差异[52]。胫骨结节固定后，如果需要，下一步可进行近端稳定术。

　　此时松止血带，确保没有出血。最后行关节镜检查评价髌骨的运动轨迹。可通过关节镜下修复或者松解外侧支持带对髌骨的运动轨迹进行微调。

并发症

　　远端重建术后并发症总体发生率是 7.4%[47]。最常见的并发症为症状性内固定物反应，大约 50% 患者需要取出内固定物来缓解症状[49, 53]。此外还有手术伤口表面感染和深静脉血栓，这两种并发症通常使用药物治疗可以有效处理。胫骨远端骨折等严重并发症的发生率很低，大约在 1%～2.6%[47, 54]。这些骨折的处理主要通过石膏固定 6～8 周，很少需要切开内固定复位[22, 36, 47, 54]。其他发生率较低的并发症包括痛性神经纤维瘤，关节纤维化，截骨不愈合，胫前动脉和腓深神经损伤、骨髓炎和髌骨内侧脱位[23, 24]。

术后管理

术后 6 周患肢扶拐，不负重。但是，推荐术后第一天开始活动膝关节防止关节屈曲挛缩。术后采取保守的负重方案是因为过早负重会导致胫骨远端骨折的发生率增高[54]。行走时膝关节使用支具固定在伸直位。6 周后开始活动度训练和股四头肌力量训练。大部分患者术后 8 周去拐。

临床结果

因为远端重建术的适应证不同，且常与近端稳定术联合施行，所以要确认远端重建术的临床效果比较困难。此外，远端重建术是多种不同术式的统称，不同术式在治疗髌骨不稳和髌股关节疼痛方面具有不同的作用。而且文献中相关报道较少。文献检索只有 1 篇 meta 分析研究对比了非手术和手术治疗髌骨脱位的疗效，其中只有 1 篇非随机对照试验是有关远端重建术的[55]。

当适应证合适时，远端力线重建常能产生良好的结果。术后脱位的发生率很低，大概在 0～15.2% 之间[10, 31, 48, 49, 53, 56]。解读这些结果时应该谨慎，因为大部分研究没有区分持续主观不稳和明显术后脱位。Tjoumakaris 和他的同事[53]最近报道了 31 例髌骨不稳运动员（41 例 Fulkerson 截骨术）的随访结果。平均随访 46 个月后结果显示 Lysholm 和 IKDC 评分均显著提高。其中只有一例复发脱位；49% 需要取出内固定物。

远端重建术后主观评分优良率为 63%～90%[10, 21-23, 36, 57]。持续髌股关节疼痛是最常报道的术后症状，且随访时间超过 45 个月后常加重[51]。男性、不稳作为主要症状、1～2 级软骨损伤患者预后较好[22, 36]。远端重建术能够改变髌股接触面的压力，术后常见影像学关节退变，这可能会导致长期随访临床结果变差[51, 56, 58]。

总结

当适应证合适时，远端力线重建术能够取得良好的临床效果。远端力线重建术的适应证包括髌骨外侧不稳、内外侧髌股软骨病变相关的膝前痛、髌股外侧过度超负荷和髌骨外侧倾斜。对于髌股不稳的病例，决定选择近端稳定术还是远端重建术，或者两者同时施行非常重要。当确定施行远端重建术时，应综合考虑多方面的解剖因素，从而合理选择截骨的位置和倾斜度（多平面截骨术）。

参考文献

1. Balcarek P, Jung K, Frosch KH, et al. Value of the tibial tuberosity-trochlear groove distance in patellar instability in the young athlete. Am J Sports Med 2011;39(8):1756–61.
2. Colvin AC, West RV. Patellar instability. J Bone Joint Surg Am 2008;90(12):12.
3. Dejour H, Walch G, Nove-Josserand L, et al. Factors of patellar instability: an anatomic radiographic study. Knee Surg Sports Traumatol Arthrosc 1994;2:8.
4. Fulkerson JP. Diagnosis and treatment of patients with patellofemoral pain. Am J Sports Med 2002;30(3):10.
5. Redziniak DE, Diduch DR, Mihalko WM, et al. Patellar instability. J Bone Joint Surg Am 2009;91(9):12.
6. Garth WP, Pomphrey M, Merrill K. Functional treatment of patellar dislocation in an athletic population. Am J Sports Med 1996;24(6):7.
7. Fithian DC, Paxton EW, Stone ML, et al. Epidemiology and natural history of acute patellar dislocation. Am J Sports Med 2004;32(5):1114–21.
8. Hawkins RJ, Bell RH, Anisette G. Acute patellar dislocations: the natural history. Am J Sports Med 1986;32:8.
9. Lewallen LW, McIntosh AL, Dahm DL. Predictors of recurrent instability after acute patellofemoral dislocation in pediatric and adolescent patients. Am J Sports Med 2013;41(3):575–81.
10. Garth WP, DiChristina DG, Holt G. Delayed proximal repair and distal realignment after patellar dislocation. Clin Orthop Relat Res 2000;(377):132–44.
11. Saleh KJ, Arendt EA, Eldridge J, et al. Operative treatment of patellofemoral arthritis. J Bone Joint Surg Am 2005;87:13.
12. Saranathan A, Kirkpatrick MS, Mani S, et al. The effect of tibial tuberosity realignment procedures on the patellofemoral pressure distribution. Knee Surg Sports Traumatol Arthrosc 2012;20(10):2054–61.
13. Fulkerson JP. Anteromedialization of the tibial tuberosity for patellofemoral malalignment. Clin Orthop Relat Res 1983;(177):176–81.
14. Ahmad CS, McCarthy M, Gomez JA, et al. The moving patellar apprehension test for lateral patellar instability. Am J Sports Med 2009;37(4):6.
15. Brattstrom H. Patella alta in non-dislocating knee joints. Acta Orthop Scand 1970;41(5):11.
16. Fairbank J, Pynsent PB, van Poortvliet JA, et al. Mechanical factors in the incidence of knee pain in adolescents and young adults. J Bone Joint Surg Br 1984;66(5):9.
17. Insall J, Falvo KA, Wise DW. Chondromalacia patellae: a prospective study. J Bone Joint Surg Am 1976;58(1):1–8.
18. Bicos J, Carofino B, Andersen M, et al. Patellofemoral forces after medial patellofemoral ligament reconstruction: a biomechanical analysis. J Knee Surg 2006;19(4):10.
19. Cooney AD, Kazi Z, Caplan N, et al. The relationship between quadriceps angle and tibial tuberosity-trochlear groove distance in patients with patellar instability. Knee Surg Sports Traumatol Arthrosc 2012;20(12):2399–404.
20. Merchant AC, Mercer RL, Jacobsen RH, et al. Roentgenographic analysis of patellofemoral congruence. J Bone Joint Surg Am 1974;56:6.
21. Pidoriano AJ, Weinstein RN, Buuck DA, et al. Correlation of patellar articular lesions with results from anteromedial tibial tubercle transfer. Am J Sports Med 1997;25(4):5.

22. Pritsch T, Haim A, Arbel R, et al. Tailored tibial tubercle transfer for patellofemoral malalignment: analysis of clinical outcomes. Knee Surg Sports Traumatol Arthrosc 2007;15(8):994–1002.
23. Cootjans K, Dujardin J, Vandenneucker H, et al. A surgical algorithm for the treatment of recurrent patellar dislocation. Results at 5 year follow-up. Acta Orthop Belg 2013;79:318–25.
24. Feller JA. Distal realignment (tibial tuberosity transfer). Sports Med Arthrosc Rev 2012;20:10.
25. Caton J, Deschamps G, Chambat P, et al. Patella Infera. Apropos of 128 cases. Rev Chir Orthop Reparatrice Appar Mot 1982;68(5):317–25.
26. Camp CL, Stuart MJ, Krych AJ, et al. CT and MRI measurements of tibial tubercle-trochlear groove distances are not equivalent in patients with patellar instability. Am J Sports Med 2013;41(8):1835–40.
27. Schoettle PB, Zanetti M, Seifert B, et al. The tibial tuberosity-trochlear groove distance; a comparative study between CT and MRI scanning. Knee 2006;13(1):26–31.
28. Dietrich TJ, Betz M, Pfirrmann CW, et al. End-stage extension of the knee and its influence on tibial tuberosity-trochlear groove distance (TTTG) in asymptomatic volunteers. Knee Surg Sports Traumatol Arthrosc 2014;22(1):214–8.
29. Beck PR, Thomas AL, Farr J, et al. Trochlear contact pressures are anteromedilization of the tibial tubercle. Am J Sports Med 2005;33(11):6.
30. Peterson L, Brittberg M, Kiviranta I, et al. Autologous chondrocyte implantation. Biomechanics and long-term durability. Am J Sports Med 2002;30(1):11.
31. Barber FA, McGarry JE. Elmslie-Trillat procedure for the treatment of recurrent patellar instability. Arthroscopy 2008;24(1):77–81.
32. Hinton RY, Sharma KM. Acute and recurrent patellar instability in the young athlete. Orthop Clin North Am 2003;34(3):385–96.
33. Harrison MH. The results of a realignment operation for recurrent dislocation of the patella. J Bone Joint Surg Br 1955;37(4):559–67.
34. Macnab I. Recurrent dislocation of the patella. J Bone Joint Surg Am 1952;34(4):11.
35. Bicos J, Fulkerson JP. Indications and technique of distal tibial tubercle anteromedialization. Operat Tech Orthop 2007;17(4):223–33.
36. Wang CJ, Chan YS, Chen HH, et al. Factors affecting the outcome of distal realignment for patellofemoral disorders of the knee. Knee 2005;12(3):195–200.
37. Rue JP, Colton A, Zare SM, et al. Trochlear contact pressures after straight anteriorization of the tibial tuberosity. Am J Sports Med 2008;36(10):7.
38. Roux C. Luxation habituelle de la rotule: traitement operatoire. Rev Chir Orthop Reparatrice Appar Mot 1888;8:8.
39. Goldthwait JE. Permanent dislocation of the patella. The report of a case of twenty years' duration, successfully treated by transplantation of the patella tendons with the tubercle of the tibia. Ann Surg 1899;29(1):62–8.
40. Trillat A, Dejour H, Couette A. Diagnosis and treatment of recurrent dislocations of the patella. Rev Chir Orthop Reparatrice Appar Mot 1964;50:12.
41. Hauser EW. Total tendon transplant for slipping patella. Surg Gynecol Obstet 1938;66:16.
42. Fulkerson JP, Becker GJ, Meaney JA, et al. Anteromedial tibial tubercle transfer without bone graft. Am J Sports Med 1990;18(5):7.
43. Maquet P. Compression strain in the patello-femoral joint. Acta Orthop Belg 1981;47(1):5.
44. Kuroda R, Kambic H, Vealdevit A, et al. Articular cartilage contact pressure after

tibial tuberosity transfer: a cadaveric study. Am J Sports Med 2001;29(4):7.

45. Ramappa AJ, Apreleva M, Harrold FR, et al. The effects of medialization and an-teromedialization of the tibial tubercle on patellofemoral mechanics and kine-matics. Am J Sports Med 2006;34(5):749–56.

46. Dejour D, Le Coultre B. Osteotomies in patello-femoral instabilities. Sports Med Arthrosc Rev 2007;15:8.

47. Servien E, Verdonk PC, Neyret P. Tibial tuberosity transfer for episodic patellar dislocation. Sports Med Arthrosc Rev 2007;15(2):7.

48. Tecklenburg K, Feller JA, Whitehead TS, et al. Outcome of surgery for recurrent patellar dislocation based on the distance of the tibial tuberosity to the trochlear groove. J Bone Joint Surg Br 2010;92:5.

49. Koeter S, Diks MJ, Anderson PG, et al. A modified tibial tubercle osteotomy for patellar maltracking: results at two years. J Bone Joint Surg Br 2007;89:6.

50. Carney JR, Mologne TS, Muldoon M, et al. Long-term evaluation of the Roux-Elmslie-Trillat procedure for patellar instability: a 26-year follow-up. Am J Sports Med 2005;33(8):4.

51. Nakagawa K, Wada Y, Minamide M, et al. Deterioration of long-term clinical re-sults after Elmslie-Trillat procedure for dislocation of the patella. J Bone Joint Surg Br 2002;84:4.

52. Warner BT, Kamath GV, Spang JT, et al. Comparison of fixation methods after anteromedialization osteotomy of the tibial tubercle for patellar instability. Arthroscopy 2013;29(10):1628–34.

53. Tjoumakaris FP, Forsythe B, Bradley JP. Patellofemoral instability in athletes: treatment via modified Fulkerson osteotomy and lateral release. Am J Sports Med 2010;38(5):992–9.

54. Stetson WB, Friedman MJ, Fulkerson JP, et al. Fracture of the proximal tibia with im-mediate weightbearing after a Fulkerson osteotomy. Am J Sports Med 1997;25(4):5.

55. Smith TO, Song F, Donell ST, et al. Operative versus non-operative management of patellar dislocation. A meta-analysis. Knee Surg Sports Traumatol Arthrosc 2011;19(6):988–98.

56. Sillanpaa P, Mattila VM, Visuri T, et al. Ligament reconstruction versus distal realignment for patellar dislocation. Clin Orthop Relat Res 2008;466(6):1475–84.

57. Henderson I, Francisco R. Treatment outcome of extensor realignment for patel-lofemoral dysfunction. Knee 2005;12(4):323–8.

58. Arnbjornsson A, Egund N, Rydling O, et al. The natural history of recurrent dislo-cation of the patella. Long-term results of conservative and operative treatment. J Bone Joint Surg Br 1992;74:3.

第9章 滑车发育不良与滑车成形术的临床作用

Robert F. LaPrade, Tyler R. Cram, Evan W. James, Matthew T. Rasmussen

关键词

- 髌骨不稳
- 滑车成形术
- 滑车发育不良
- 髌股关节

关键点

- 滑车发育不良患者常伴有复发性髌骨不稳定
- 影像学检查是最有效的诊断方法，可以检查滑车的形状、评估发育不良的严重程度，有助于制定合理治疗方案
- 许多患者进行滑车成形术后可以永久性重建髌股关节骨性结构的稳定性
- 滑车成形术常与其他髌骨重建手术一起施行，包括内侧髌股韧带重建或者胫骨结节截骨术
- 滑车成形术不适用于骺板未闭的儿童或严重髌股关节炎的患者

引言

原发性髌骨脱位的发病率为 5.8/100 000[1]。高危人群为 10～17 岁青少年，发病率可达 29/100 000。文献报道首次髌骨脱位的病例中有 17% 会出现复发性髌骨脱位。在第二次脱位后，出现再发脱位的几率增加到近 50%，因此，对复发性髌股关节脱位的患者进行治疗十分必要，因为其症状常不会自发缓解。

慢性髌骨不稳的原因是多方面的。正常的髌股关节通过骨性稳定结构（如滑车）和软组织稳定结构（如内侧髌股韧带）防止髌骨过度外侧移动，从而维持髌骨稳定。慢性不稳的患者通常具有复发性髌骨脱位的危险因素，包括滑车发育不良，高位髌骨，胫骨结节与滑车沟距离（TT-TG）增加，以及内侧关节结构发育不良等[2]。

文献报道髌骨不稳的患者中 85% 存在滑车发育不良[3]。对于继发于滑车发育不良的慢性不稳患者，滑车成形术是一种重建永久稳定性的手术选择[4]。

本文重点突出髌股关节的基础解剖和生物力学特征；介绍滑车发育不良的影像学诊断和分型方法；介绍滑车成形术（加深滑车沟）的适应证、手术技术和临床效果。

正常滑车解剖及生物力学特点

解剖

正常滑车解剖具有很多生物力学优势，对维持髌股关节的稳定性十分重要。滑车位于股骨远端的前方，包括内外两个关节面以及中间的滑车沟 [5, 6]。外侧关节面较内侧关节面大且向近端延伸的更多，滑车间沟位于滑车的中部并将其分为内外侧关节面 [5, 7]。滑车沟向远端逐渐加深，并偏向外侧与股骨干的解剖轴分离成角 [6, 8, 9]。软骨面平均外偏角度为 19°，骨性面平均外偏角度为 16.8°。正是由于这个角度使得胫股关节在冠状面与地面平行 [10, 11]。滑车沟角反映了滑车沟的深度，其正常平均值为（138±6）°，与髌股关节不稳的症状密切相关 [12]。正常人群个体间滑车沟角也有差异 [11]。

生物力学

髌股关节活动中滑车和髌骨具有匹配关系。当膝关节由完全伸直位开始屈曲时，髌骨一直向内侧移动直至膝关节屈曲达到 20°，然后髌骨接触到滑车沟并开始向外移动，至膝关节屈曲达 90° 时，髌骨平均向外移动达 11.5mm[13]。髌骨开始向内侧移动进入滑车沟的过程常被称为捕获过程 [11]，而髌骨向外的活动则是由于正常滑车沟相对于股骨轴外翻的关系所造成的 [13]。

髌骨在膝关节屈曲 0～20° 时最容易出现脱位，因为此时未进入滑车沟，且内侧髌股韧带的力量较弱 [13]。在伸直位时股四头肌对于髌骨的动态牵引力量最小，因此该位置时髌骨更容易出现不稳定。而在屈曲超过 30° 以后，股四头肌重新发挥牵引力将髌骨稳定在滑车沟内 [11, 14]。膝关节深屈时，髌骨由于股四头肌牵引进一步向后滑动接近滑车的外侧关节面，髌骨向外侧移动 [11, 14]。

滑车发育不良的解剖和生物力学特点

解剖

滑车发育不良包括滑车沟或内外关节面的任何骨性改变或变异。滑车发育不良的特征性改变是关节面变浅、变平，具体表现是滑车沟角变大 [15]。滑车沟角超过 145° 则考虑滑车发育不良，通常称为滑车发育较浅 [3, 7, 16]。此外，髌骨倾斜度和高度的改变也会导致滑车沟角变大 [12]。当滑车沟角增大时，滑车沟相对内外关节面的深度减小。有研究显示，髌骨不稳患者的平均深度为（2.3±1.8）mm，而无症状的对照组其深度为（7.8±1.5）mm[3]。

生物力学

　　滑车发育不良的异常骨性解剖因为丧失了骨性结构的稳定，极大地改变了髌股关节的生物力学特点。滑车发育不良与髌股关节不稳病史有着显著相关性[3, 17]。滑车变浅导致髌骨过度向外侧移位[18]。同时，外侧移位阻力减小导致内侧软组织尤其是内侧的髌股韧带（MPFL）的受力增加[15]。有研究发现，相较于内侧支持带断裂或股内斜肌松解，滑车发育不良更容易髌骨向外侧移位[18]。正因为滑车在维持髌骨稳定中的作用很大，一旦怀疑患者存在髌骨不稳定，评估滑车的形态非常重要。

滑车发育不良诊断

病史及体格检查

　　怀疑滑车发育不良时，首次应采集详细的病史，以了解其症状是由于急性脱位还是慢性不稳所致。膝关节检查时可观察到髌骨向外侧移位并位于滑车的近端。还应注意是否存在淤青，肿胀或者关节积液，体格检查时应注意检查髌骨的活动度以了解是否存在过度松弛等情况。髌骨自内向外纵向平均分为 4 个象限，当外向力施加于髌骨时，正常髌骨相对于静息时的移动不超过 2 个象限。

　　髌骨恐惧试验阳性也是髌股关节不稳定的特征性体征[19, 20]。具体操作为在膝关节由完全伸直位进行屈曲活动时对髌骨施加一个向外的力。该试验旨在模拟髌骨向外侧脱位的情况[21]。如果患者出现恐惧感或者股四头肌激活，则为恐惧试验阳性。该试验的诊断准确率较高，一篇文献报道敏感率为 100%，特异性可达 88.4%，阳性预测率为 89.2%，阴性预测率为 100%，准确率为 94.1%[21]。

　　虽然应用广泛，但髌股关节体格检查可靠性不高，观察者间一致性差，观察者内一致性也仅为中等[22]。即便进行了详尽的病史询问和全面的体格检查，滑车发育不良的诊断仍较为困难，最好进行影像学检查全面客观地观察滑车形态。

影像学评估

　　此前研究曾报道使用 X 线侧位片评估异常滑车形态。目前广泛使用的 Dejour 分类法正是基于侧位片[3, 23]。Dejour 分类法根据侧位片是否存在交叉征、滑车上缘骨赘增生和双轮廓征将滑车发育不良分为 A～D 型（图 1，图 2）[3, 24]。Dejour 分类法不仅有助于区分滑车发育不良的不同表现，对术前制定个体化治疗计划也有很大的帮助。

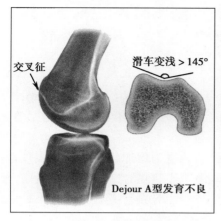
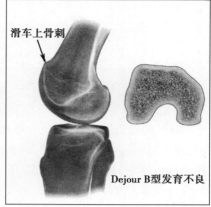
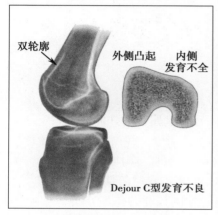
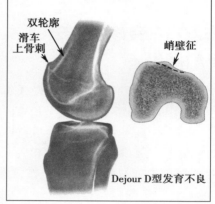

图 1 侧位和轴位显示的滑车发育不良 Dejour 分型的 DEJOUR 分类系统。(Courtesy of the Steadman Philippon Research Institute,Vail,CO; with permission.)

　　除了侧位片,在膝关节 30°屈曲时可以拍髌骨轴位片评估滑车沟角以及滑车沟的深度(图 3)[23]。如滑车沟角大于 145°,则提示滑车发育不良 [3]。尽管滑车沟角在文献中广泛使用,其仍有潜在的缺点,滑车沟角反映的是横断面滑车沟的平坦程度,但不能反映滑车关节面倾斜角度的侧侧差异。滑车沟角增大可能是由于滑车沟变浅引起的,也可能是因为滑车内外关节面倾斜角度较小造成的 [25]。因此,有人提出滑车内外关节面倾斜角度的测量能更准确地反映出滑车的异常骨性特点。

　　文献还报道了许多其他描述滑车形态的影像学测量值。其中滑车沟角,滑车外侧面倾斜角,滑车内侧面倾斜角,滑车外侧面的平坦程度被认为是髌骨外侧移位以及髌股关节外侧软骨缺损的重要预测指标 [25, 26]。尽管如此,这些检查与 Dejour 4 级分类没有相关性,而且对于评估严重滑车发育不良可靠性不佳 [27, 28]。

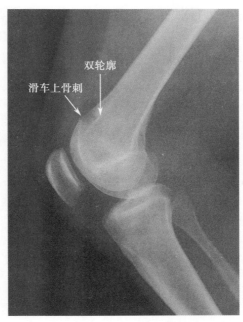

图2 滑车发育不良在侧位X线片上的特征：双轮廓和滑车上骨刺

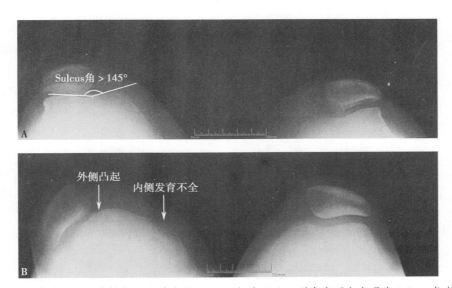

图3 滑车发育不良在轴位X线片上的Dejour分型：（A）A型发育不良表现为Sulcus角变浅（右膝）；（B）C型发育不良表现为滑车外侧凸起和内侧发育不全（左膝）

在滑车成形术适用的一些极端病例中，一些滑车的骨性标志严重变形，使得很多测量方法都难以适用。因此，由于各种影像学方法都有优缺点，滑车发育不良的诊断最好结合多种影像学方法与 Dejour 分类法一起进行。

磁共振

　　MRI 对于髌股关节不稳定的患者来说是一个评估软组织损伤和关节软骨的重要工具，还可以用于计算滑车外侧面的倾斜程度[25,26]。滑车外侧面倾斜度可通过计算股骨髁后缘连线和滑车外侧面软骨下骨缘切线之间的角度获得[9]。滑车外侧面变浅与膝前疼痛呈正相关[29]。在轴位片上，Biedert 和 Bachmann[30] 提出 83% 的髌骨不稳定患者滑车沟中心相对内侧关节面高度降低。而仅有 17% 的患者滑车沟中心相对外侧关节面高度降低。Lippacher 等[31] 报道 Dejour B 型发育不良与 MRI 检查结果相关性最好。与轴向 MRI 相比，X 线侧位片常低估滑车发育不良的严重程度。

TT-TG 距离（胫骨结节与滑车沟距离）

　　TT-TG 距离常用于判断胫骨结节相对于滑车沟最深处向外侧移位的程度（图 4），CT 上 TT-TG 距离超过 20mm 即可考虑是病理性的，是髌骨不稳定的重要危险因素[3]。有研究发现，髌骨脱位患者的 TT-TG 距离较健康组增加 4mm[32]。由于 TT-TG 距离因年龄和身高差异而不同，对于是否应该对 TT-TG 距离进行标准化转换仍存在争议[33]。目前，CT 测量是金标准，MRI 测量值是否能直接与 CT 测量值互换仍存在争议[34,35]。

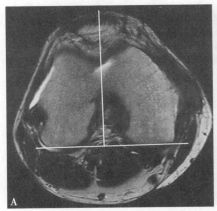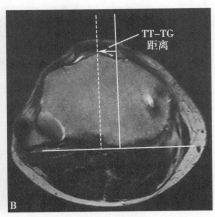

图 4 （A）TT-TG 距离的测量技术包括：创建一条后髁间线和两条垂直线，一条通过滑车沟的最深部分的中心，第二条通过对胫骨结节髌腱附着点中心。（B）过滑车线与胫骨结节线之间的距离代表 IT-TG 距离

关节镜探查

滑车发育不良的关节镜下分类法具有较好的观察者间和观察者内可靠性[36]。Neiltz 提出了关于滑车发育不良的关节镜下二分类法[37]。Neiltz Ⅰ型滑车发育不良是指滑车沟平坦,滑车底部隆起。Ⅱ型则是指滑车近端及外侧面凸起。但是,该分类方法与标准的 Dejour 分类法相关性差。

自然病史

滑车发育不良可导致复发性髌骨脱位。Colvin 和 West[38] 探讨了急性髌骨外侧脱位的非手术治疗效果,结果发现物理治疗和支具固定较为有效。但是滑车发育不良患者再发脱位的风险增高[39],而慢性不稳的患者其预后更差。Arnbjornsson[40] 发现慢性不稳的非手术治疗(如物理治疗)效果差。21 膝中 5 膝在 39 岁左右就开始出现退变。Lewallen[41] 研究了儿童及青少年在第一次脱位后发展为复发性髌骨脱位的危险因素。结果发现复发不稳定与滑车发育不良有显著相关性。骺板未闭的滑车发育不良患者复发率达 69%,也就是说,仅有31% 的患者通过非手术治疗获得成功。另一项病例系列研究发现 85% 的复发不稳定的患者存在滑车发育不良[3]。由于滑车发育不良的患者常出现髌股关节不稳定,当非手术治疗失败时强烈推荐考虑手术治疗。

治疗方法

伴有滑车发育不良的髌骨不稳治疗困难。对于多次脱位病史且保守治疗(如物理治疗及支具固定等)失败的患者,应该考虑手术干预。滑车发育不良且存在复发性不稳的患者推荐施行滑车成形术。文献报道了很多滑车成形术的手术技术,但目前使用最广泛的是滑车外侧关节面抬高以及滑车加深术。

外侧关节面抬高治疗滑车发育不良最初由 Albee 提出[42],该术式将外侧关节面行开放楔形截骨,用一楔形骨块抬高关节面,以有效加深滑车深度。但如果外侧关节面抬高超过 6mm 可能会增加髌股关节的接触压力[43]。滑车加深术士由 Masse[44] 在 1978 年首次提出,Dejour 和 Saggin[6] 在 1987 年对其进行改良。Bereiter 和 Gaultier[45] 也提出过类似术式。一般滑车加深术需要剥离软骨面,切除软骨下骨来重塑正常形态的滑车。加深术比关节面抬高术更受欢迎,因为后者可能过度限制髌股关节活动并导致关节软骨的受力增加。

对复发性不稳的患者施行滑车成形术时,评估整个髌股关节并同时治疗合并病变十分重要。首先,术前 MRI 评估内侧软组织并在术中直视下再次评估。

因为 MPFL 承担了对抗髌骨向外侧移位 60% 的力量[46]，所有复发性不稳的患者都应考虑重建 MPFL 以重塑正常的髌股关节动力学。

高位髌骨及 TT-TG 距离超过 20mm 的患者需行胫骨结节截骨术，对于高位髌骨的患者推荐行胫骨结节远端移位术，而 TT-TG 距离超过 20mm 的患者推荐行胫骨结节内移或者前移术以减轻滑车外侧面与髌骨关节面的接触性压力。最近文献报道年轻及身高矮的患者 TT-TG 较短[31]，因此，根据实际情况，对于 TT-TG 距离稍小于 20mm 的患者也可考虑胫骨结节截骨术。

滑车成形术的适应证

第一次急性髌骨脱位应采用支具固定行非手术治疗。慢性脱位的 A 型滑车发育不良患者应行内侧软组织重建而不是滑车成形术。对于 Dejour B，C，D 型的发育不良患者推荐行滑车加深术。C 型的患者还可考虑行外侧关节面抬高术，尽管该术式可能导致髌股关节接触性压力增加而存在争议。所有滑车成形术都应同时进行 MPFL 重建[6]。

骺板未闭是滑车成形术的禁忌证，但内侧软组织手术如 MPFL 重建等相对安全。另外，弥漫性的髌股关节炎由于可能造成疼痛加重也是滑车成形术的禁忌证。

滑车成形术(滑车加深术)和 MPFL 重建

手术步骤

患者全麻后取仰卧位，大腿上部缚止血带，麻醉后对患者行体格检查以确认术前诊断。使用前方正中切口和髌骨内侧关节切口。

内侧切口显露沿股内侧肌的远端走形的 MPFL，找到大收肌肌腱，将大收肌肌腱作为解剖标志，找到内收肌结节和股骨内上髁。MPFL 股骨止点在内收肌结节的前方 1.9mm 和远端 3.8mm 处[47]，带线铆钉可置于此处。再找到 MPFL 髌骨止点，即髌骨近极 41% 的位置，将导针横向穿过髌骨，用 5mm 空心钻钻取髌骨骨道并导入导引缝线。对于较小的髌骨，可用圆锉凿取一个骨槽，并使用纽扣式皮质骨螺钉将移植物固定在髌骨内侧。

如果使用自体移植，在鹅足囊周围找到半腱肌肌腱，剥离后取一根备用。将移植肌腱编织成筒状，长度至少 16cm。充分显露滑车(图 5)，自关节软骨边缘近端 5～6mm 处用刀片上抬关节面，由内侧向外侧用 3 根克氏针平行关节在滑车软骨下骨前方 3～4mm 处用前交叉韧带导向器穿入(图 6)，自近端向远端截骨，截骨面连接 3 根克氏针，直至滑车沟角顶点。关节面从股骨上抬后，用骨刀在软骨下骨质部敲除骨质造成 V 形空缺。使用高速圆锉破坏关节面下方的软骨下骨质以帮助软骨边缘更好的填充缺损部位(图 7)。将软骨片压向新的骨性槽中,确认滑车位置满意后,用 2 根可吸收挤压螺钉将内外关节面固定于槽内。

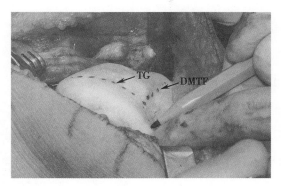

图 5　在成形前标记出滑车槽(TG)和内侧滑车关节远端(DMTF)(左膝)

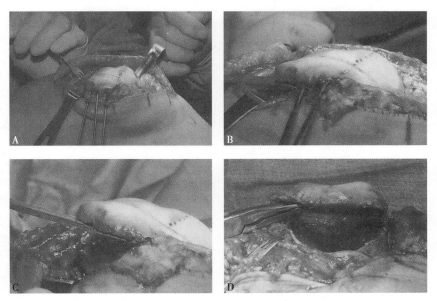

图 6　(A)成形术通过髌骨纵形切口,将引导针下面和滑车沟平行;(B)骨凿用于沿着导针游离滑车;(C)滑车升高;(D)骨被重新修整,以形成一个加深的沟(左膝)

将 MPFL 移植肌腱横向穿过预先建立的骨道,沿正常的 MPFL 走行至内侧支持带的表层、股内斜肌的远端,通过带线铆钉固定于股骨止点处。在屈膝 40°位使用缝线穿过髌骨后拉回并固定于滑车中立位,注意不要过度向内牵拉髌骨。移植肌腱暂时固定于预定位置后,在不同屈膝角度向外推动髌骨检查没有过度外侧移位和内侧紧缩。确认后缝合剩余缝线完成牢固固定。充分灌洗膝关节并关闭切口,敷料包扎后膝关节支具固定。

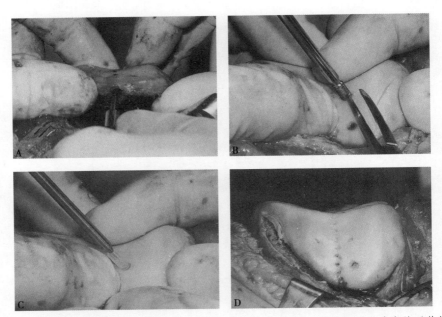

图7 (A)使用钻进行滑车成形术,以便于减少沟角的产生;开口器(B)用于确定的吸收螺钉(C)的附接位置,其在愈合时固定加深的滑车;(D)术毕(左膝)

术后康复

6周内避免负重,可用 CPM 机(屈膝 0°~30°活动范围)以减少关节纤维化并维持关节软骨活力。CPM 机在术后 6 周内每天需要使用 6~8 小时。前 2 周被动活动范围控制在 0~90°内,然后逐渐按可忍受程度增加。6~9 个月恢复日常活动。

并发症

术后并发症包括深静脉血栓,感染以及残留皮肤麻木。滑车成形术特异的并发症包括滑车软骨损伤、髌骨和滑车吻合差以及过度纠正[6]。关节软骨细胞活性也是滑车成形术后需要考虑的问题。Schottle[48] 的研究报道了 13 例患者滑车成形术后滑车关节软骨的组织生物学改变。经共焦显微镜和组织学检查发现滑车成形术后关节软骨显示正常,但钙化层仍出现小的改变需要进一步观察。总的来说,研究认为滑车成形术后关节软骨损伤的风险较小。

还有些患者术后可能出现关节纤维化，但该并发症的发生率不确定，并可能和术后康复的活动范围锻炼有关。Verdonk[49] 报道了 13 例滑车成形术，其中有 5 例出现关节纤维化，而 von Knoch[50] 在研究中发现所有患者均恢复正常膝关节活动度，无一例关节纤维化出现。早期关节活动很重要，可以降低患者出现术后关节纤维化的风险。

临床结果

滑车成形术合并 MPFL 重建术与不合并 MPFL 重建术的临床结果报道不一。患者满意度从 67%[51] 到 95.7%[36] 不等。尽管文献中有很多评估滑车成形术疗效的方法，但只有 Fulkerson 和 Lysholm 量表可有效区分复发和没有复发髌骨不稳的患者[52]。表 1 列举了文献中用于评估滑车成形术疗效的不同方法。

表 1
滑车成形术后疗效总结

作者, 时间	数量	随访范围	结果
Goutallier et al[51], 2002	12	48（24～72）	67% 满意度
Schöttle et al[53], 2005	19	36（24～48）	19 例中 16 例症状改善 kujala 分数从 56 增加至 80
Verdonk et al[49], 2005	13	18（8～34）	Larsen-Lauridsen 评分：7 例患者的得分差，3 例患者良好，3 例患者优；77% 的患者报告良好或非常良好
Donell et al[54], 2006	17	36（12～108）	7 例患者满意，6 例满意，2 例失望。Kujala 评分平均为 48（范围 13～75）到 75（范围 51～98）
von Knoch et al[50], 2006	48	100（48～168）	平均 Kujala 评分，94.9（范围，80～100）
Fucentese et al[55], 2007	17	36（24～48）	滑车整形术改造出了更多的正常形态
Utting et al[4], 2008	59	24（12～58）	92.6% 患者满意 牛津膝关节评分，26（12～43）到 19（12～44） WOMAC 评分，23（12～35）到 17（12～34） IKDC 评分，54（26～89）到 72（23～100） Kujala 评分，62（29～92）到 76（26～100） Lysholm 评分，57（25～91）到 78（30～100）
Zaki et al[56], 2010	27	54（12～72）	33% 有残留症状 Lysholm 评分 19（70%）从术前平均 54 分提高（范围 32～61）至 83（优）和 8（30%）例膝从 65 分至 83（良好）

表 1（续）			
作者, 时间	数量	随访范围	结果
Thaunat et al[57], 2011	19	34（12～71）	kujala 评分, 80（±17） KOOS 评分, 70（±18） IKDC 评分, 67（±17）
Faruqui et al[20], 2012	6	68.3	WOMAC 评分增加 20% KOOS 评分增加 74.50%
Koch et al[58], 2011	2	24	髌骨稳定, 追踪准确, 两位患者都认为他们的结果很好
Dejour et al[59], 2013	24	66（24～191）	无髌骨再脱位 Kujala 评分从 44（25～73）到 81（53～100）
Nelitz et al[36], 2013	26	30（24～42）	Kujala 评分从 79 提高到 96 IKDC 评分从 74 提高到 90 VAS 评分由 3 降至 1 95.7% 的患者满意或非常满意, 术后无复发性脱位
Ntagiopoulos et al[60], 2013	31	84（24～108）	IKDC 评分从 51（范围 25～80）提高到 82（范围 40～100） Kujala 得分从 59（范围 28～81）提高到 87（范围 49～100）

总结

滑车发育不良导致的慢性髌骨不稳的诊断和治疗都具有挑战性。滑车发育不良导致生物力学和运动学改变, 一旦出现症状则需要行手术纠正。过去滑车发育不良通常采用 Dejour 4 分类法。但最近有人提出新的分类方法。滑车成形术的远期效果仍需进一步研究。

参考文献

1. Fithian DC, Paxton EW, Stone ML, et al. Epidemiology and natural history of acute patellar dislocation. Am J Sports Med 2004;32:1114–21.
2. Mehta VM, Inoue M, Nomura E, et al. An algorithm guiding the evaluation and treatment of acute primary patellar dislocations. Sports Med Arthrosc 2007;15(2):78–81.
3. Dejour H, Walch G, Nove-Josserand L, et al. Factors of patellar instability: an anatomic radiographic study. Knee Surg Sports Traumatol Arthrosc 1994;2:19–26.
4. Utting MR, Mulford JS, Eldridge JD. A prospective evaluation of trochleoplasty for the treatment of patellofemoral dislocation and instability. J Bone Joint Surg Br 2008;90:180–5.

5. O'Brien M. Clinical anatomy of the patellofemoral joint. Int J Sports Med 2001;2:1–8.

6. Dejour D, Saggin P. The sulcus deepening trochleoplasty – the Lyon's procedure. Int Orthop 2010;34:311–6.

7. Tecklenburg K, Dejour D, Hoser C, et al. Bony and cartilaginous anatomy of the patellofemoral joint. Knee Surg Sports Traumatol Arthrosc 2006;14:235–40.

8. Eckhoff DG, Burke BJ, Dwyer TF, et al. Sulcus morphology of the distal femur. Clin Orthop 1996;331:23–8.

9. Shih YF, Bull AM, Amis AA. The cartilaginous and osseous geometry of the femoral trochlear groove. Knee Surg Sports Traumatol Arthrosc 2004;12:300–6.

10. Shih YF, Bull AM, Amis AA. Geometry of the distal femur: comparison of the cartilaginous and osseous characteristics of the trochlear groove. Knee Surg Sports Traumatol Arthrosc 2003;12:300–6.

11. Amis AA. Current concepts on anatomy and biomechanics of patellar stability. Sports Med Arthrosc 2007;15:48–56.

12. Davies AP, Costa ML, Shepstone L, et al. The sulcus angle and malalignment of the extensor mechanism of the knee. J Bone Joint Surg Br 2000;82(8):1162–6.

13. Amis AA, Senavongse W, Bull AM. Patellofemoral kinematics during knee flexion-extension: an in vitro study. J Orthop Res 2006;24:2201–11.

14. Amis AA, Farahmand F. Biomechanics masterclass: extensor mechanism of the knee. Curr Orthop 1996;10:102–9.

15. Bollier M, Fulkerson JP. The role of trochlear dysplasia in patellofemoral instability. J Am Acad Orthop Surg 2011;19:8–16.

16. van Huyssteen AL, Hendrix MR, Barnett AJ, et al. Cartilage-bone mismatch in the dysplastic trochlea: an MRI study. J Bone Joint Surg Br 2006;88:688–91.

17. Eckhoff DG, Montgomery WK, Stamm ER, et al. Location of the femoral sulcus in the osteoarthritic knee. J Arthroplasty 1996;11(2):163–5.

18. Senavongse W, Amis AA. The effects of articular, retinacular, or muscular deficiencies on patellofemoral joint stability. J Bone Joint Surg Br 2005;87:577–82.

19. Sallay PI, Poggi J, Speer KP, et al. Acute dislocation of the patella. A correlative pathoanatomic study. Am J Sports Med 1996;24:52–60.

20. Faruqui S, Bollier M, Wolf B, et al. Outcomes after trochleoplasty. Iowa Orthop J 2012;32:196–206.

21. Ahmad CS, McCarthy M, Gomez JA, et al. The moving patellar apprehension test for lateral patellar instability. Am J Sports Med 2009;37:791–6.

22. Smith TO, Clark A, Neda S, et al. The intra- and inter-observer reliability of the physical examination methods used to assess patients with patellofemoral joint instability. Knee 2012;19:404–10.

23. Malghem J, Maldague B. Depth insufficiency of the proximal trochlear groove on lateral radiographs of the knee: relation to patellar dislocation. Radiology 1989;170:507–10.

24. Dejour D, Le Coultre B. Osteotomies in patellofemoral instabilities. Sports Med Arthrosc 2007;15:40.

25. Stefanik JJ, Roemer FW, Zumwalt AC, et al. Association between measures of trochlear morphology and structural features of patellofemoral joint osteoarthritis on MRI: the MOST study. J Orthop Res 2012;30:1–8.

26. Stefanik JJ, Zumwalt AC, Segal NA, et al. Association between measures of patella height, morphologic features of the trochlea, and patellofemoral joint alignment: the MOST study. Clin Orthop Relat Res 2013;471:2641–8.

27. Nelitz M, Lippacher S, Reichel H, et al. Evaluation of trochlear dysplasia using MRI: correlation between the classification system of Dejour and objective parameters

of trochlear dysplasia. Knee Surg Sports Traumatol Arthrosc 2014;22(1):120–7.

28. Carrillon Y, Abidi H, Dejour D, et al. Patellar instability: assessment on MR images by measuring the lateral trochlear inclination-initial experience. Radiology 2000;216:582–5.

29. Keser S, Savranlar A, Bayar A, et al. Is there a relationship between anterior knee pain and femoral trochlear dysplasia? Assessment of lateral trochlear inclination by magnetic resonance imaging. Knee Surg Sports Traumatol Arthrosc 2008;16:911–5.

30. Biedert RM, Bachmann M. Anterior-posterior trochlear measurements of normal and dysplastic trochlea by axial magnetic resonance imaging. Knee Surg Sports Traumatol Arthrosc 2009;17:1225–30.

31. Lippacher S, Dejour D, Elsharkawi M, et al. Observer agreement on the Dejour trochlear dysplasia classification: a comparison of true lateral radiographs and axial magnetic resonance images. Am J Sports Med 2012;40:837–43.

32. Balcarek P, Ammon J, Frosch S, et al. Magnetic resonance imaging characteristics of the medial patellofemoral ligament lesion in acute lateral patellar dislocations considering trochlear dysplasia, patella alta, and tibial tuberosity-trochlear groove distance. Arthroscopy 2010;26:926–35.

33. Pennock AT, Alam M, Bastrom T. Variation in tibial tubercle-trochlear groove measurement as a function of age, sex, size, and patellar instability. Am J Sports Med 2014;42(2):389–93.

34. Schoettle PB, Zanetti M, Seifert B, et al. The tibial tuberosity-trochlear groove distance; a comparative study between CT and MRI scanning. Knee 2006;13:26–31.

35. Camp CL, Stuart MJ, Krych AJ, et al. CT and MRI measurements of tibial tubercle-trochlear groove distances are not equivalent in patients with patellar instability. Am J Sports Med 2013;41:1835–40.

36. Nelitz M, Dreyhaupt J, Lippacher S. Combined trochleoplasty and medial patellofemoral ligament reconstruction for recurrent patellar dislocations in severe trochlear dysplasia: a minimum 2-year follow-up study. Am J Sports Med 2013;41:1005–12.

37. Nelitz M, Lippacher S. Arthroscopic evaluation of trochlear dysplasia as an aid in decision making for the treatment of patellofemoral instability. Knee Surg Sports Traumatol Arthrosc 2013. [Epub ahead of print].

38. Colvin AC, West RV. Patellar instability. J Bone Joint Surg Am 2008;90:2751–62.

39. Cash J, Hughston JC. Treatment of acute patellar dislocation. Am J Sports Med 1988;16:244–9.

40. Arnbjornsson A, Egund N, Ryding O, et al. The natural history of recurrent dislocation of the patella: long-term results of conservative and operative treatment. J Bone Joint Surg Br 1992;72:140–2.

41. Lewallen LW, McIntosh AL, Dahm DL. Predictors of recurrent instability after acute patellofemoral dislocation in pediatric and adolescent patients. Am J Sports Med 2013;41:575–81.

42. Albee FH. The bone graft wedge in the treatment of habitual dislocation of the patella. Med Rec 1915;88:257–9.

43. Kuroda R, Kambic H, Valdevit A, et al. Distribution of patellofemoral joint pressures after femoral trochlear osteotomy. Knee Surg Sports Traumatol Arthrosc 2002;10:33–7.

44. Masse Y. Trochleoplasty. Restoration of the intercondylar groove in subluxations and dislocations of the patella. Rev Chir Orthop Reparatrice Appar Mot 1978;64:3–17.

45. Bereiter HG, Gautier E. Die Trochleoplastik ale chirurgishe Therapie der rezidi-

vierenden Patellauxation bei Trochleodysplasie des Femurs. Arthroskopie 1994; 7:281–6.

46. Desio SM, Burks RT, Bachus KN. Soft tissue restraints to lateral patellar translation in the human knee. Am J Sports Med 1998;26(1):59–65.
47. LaPrade RF, Engebretsen AH, Ly TV, et al. The anatomy of the medial part of the knee. J Bone Joint Surg Am 2007;89(9):2000–10.
48. Schottle PB, Schell H, Duda G, et al. Cartilage viability after trochleoplasty. Knee Surg Sports Traumatol Arthrosc 2007;15:161–7.
49. Verdonk R, Jansegers E, Stuyts B. Trochleoplasty in dysplastic knee trochlea. Knee Surg Sports Traumatol Arthrosc 2005;13:529–33.
50. von Knoch F, Böhm T, Bürgi ML, et al. Trochleoplasty for recurrent patellar dislocation in association with trochlear dysplasia. A 4- to 14-year follow-up study. J Bone Joint Surg Br 2006;88:1331–5.
51. Paxton EW, Fithian DC, Stone ML, et al. The reliability and validity of knee-specific and general health instruments in assessing acute patellar dislocation outcomes. Am J Sports Med 2003;31:487–92.
52. Goutallier D, Raou D, Van Driessche S. Retro-trochlear wedge reduction trochleoplasty for the treatment of painful patella syndrome with protruding trochleae. Technical note and early results. Rev Chir Orthop Reparatrice Appar Mot 2002; 88(7):678–85.
53. Schöttle PB, Fucentese SF, Pfirrmann C, et al. Trochleoplasty for patellar instability due to trochlear dysplasia: a minimum 2-year clinical and radiological follow-up of 19 knees. Acta Orthop 2005;76:693–8.
54. Donell ST, Joseph G, Hing CB, et al. Modified Dejour trochleoplasty for severe dysplasia: operative technique and early clinical results. Knee 2006;13:266–73.
55. Fucentese SF, Schöttle PB, Pfirrmann CW, et al. CT changes after trochleoplasty for symptomatic trochlear dysplasia. Knee Surg Sports Traumatol Arthrosc 2007;15:168–74.
56. Zaki SH, Rae PJ. Femoral trochleoplasty for recurrent patellar instability: a modified surgical technique and its medium-term results. Curr Orthop Pract 2010;21: 153–7.
57. Thaunat M, Bessiere C, Pujol N, et al. Recession wedge trochleoplasty as an additional procedure in the surgical treatment of patellar instability with major trochlear dysplasia: early results. Orthop Traumatol Surg Res 2011;97:833–45.
58. Koch PP, Fuchs B, Meyer DC, et al. Closing wedge patellar osteotomy in combination with trochleoplasty. Acta Orthop Belg 2011;77:116–21.
59. Dejour D, Byn P, Ntagiopoulos PG. The Lyon's sulcus-deepening trochleoplasty in previous unsuccessful patellofemoral surgery. Int Orthop 2013;37:433–9.
60. Ntagiopoulos PG, Byn P, Dejour D. Midterm results of comprehensive surgical reconstruction including sulcus-deepening trochleoplasty in recurrent patellar dislocations with high-grade trochlear dysplasia. Am J Sports Med 2013;41: 998–1004.

第10章　运动员髌股关节置换

Jack Farr, Elizabeth Arendt, Diane Dahm, Jake Daynes

关键词

- 髌股关节　　• 置换术　　• 运动员　　• 运动推荐指南

关键点

- 虽然越来越多的局灶性晚期髌股关节炎运动员患者采取髌股关节置换术进行治疗，但仍没有相关的术后运动推荐指南。
- 行髌股关节置换术的患者大致分为 3 类，包括髌股关节发育不良、创伤性关节炎和髌股关节易感关节炎的患者。
- 新一代的髌股关节置换术和假体术后假体失效率低、临床效果更好。
- 高冲击力运动可导致灾难性损伤和聚乙烯假体磨损。
- 积极的生活方式有益身心，髌股关节置换术后仍可继续运动。
- 髌股关节置换术后可进行低冲击力的运动项目，如高尔夫、游泳、网球（双打）、滑雪等。

引言

　　从 20 世纪中期开始，随着工作、社会和政府政策的改变，人们有了更多的休闲时间；越来越多的人从小开始运动；越来越多的女性参加体育运动；肥胖人群不断增加。髌股关节炎是多因素导致的，更常见于女性和髌股关节负荷加重（如运动员及肥胖人群）的人群 [1, 2]。正因为如此，晚期髌股关节炎的发病年龄趋年轻化，常行髌股关节置换术进行治疗 [3]。然而，这些患者往往希望能够继续参加一定程度的体育运动。手术的目的是在保证安全的前提下，允许患者术后能够从事最高水平的体育运动。但是，目前关节置换术后的运动指南大多是基于全膝关节置换术的相关文献提出的，而且很多来源于实验室和 5 级证据研究 [4]。

患者资料

选择髌股关节置换术适应证时，首先确认髌股关节炎是不是局灶性的晚期关节炎。髌股关节炎很常见。流行病调查资料显示有 10%～20% 的需要关节置换术的患者是局灶性的髌股关节退行性病变 [5]。根据疾病的特点大致可以分为 3 种类型：①髌股关节发育不良，常合并既往脱位史；②创伤后关节炎；③正常解剖但具有易感关节炎的遗传因素，关节退变首先表现在髌股关节 [6]。第一类患者通常因为害怕髌骨脱位而停止参加体育运动；后两类患者随着关节炎症状的加重，逐渐减少运动量。

一旦术后髌股关节疼痛消失，许多患者希望能够重新参加术前水平的体育运动。因为疼痛得到缓解，有的患者甚至希望能够从事更高水平的运动 [7]。对于部分和全膝关节置换的患者来说，基于已经发布的术后体育运动推荐指南，不推荐术后开始新的技巧性体育运动（如技术不熟练、转向动作不熟悉或形式更复杂的运动）[4]。

假体

髌股关节置换术历史与全膝关节置换术相当。和全膝关节置换一样，最初的问题集中在假体复合体的设计和材料选择上。第一代髌股关节假体存在假体磨损及稳定性差的问题，但是没有假体松动问题 [8]。第二代和现在使用的第三代髌股关节假体已经解决上述问题，具有更好的临床效果。目前大部分髌骨假体是全聚乙烯复合物，且有多个圆顶状或椭圆顶状的短栓。聚乙烯是一种耐磨性强的非金属，磨损率和松动率低 [9, 10]。滑车组件在纵轴上与髌骨组件相匹配。其设计基于矢状面人体正常滑车解剖。股骨假体组件通常也采用多个短栓固定，通常能确保固定牢固、松动率低。这些设计上的改进显著提高了临床疗效 [10-13]。有人报道目前髌股关节置换术失败的最常见原因并不是假体失败，而是胫股关节炎 [14]。

髌股关节准备

微创手术（MIS）曾一度流行用于膝关节置换手术。但对于髌股关节置换术，最重要的不是强调微创手术，而是强调减少骨损伤。第三代髌股关节假体的滑车组件都能尽可能地保留股骨骨质，为后续进行全膝关节置换术提供空间 [15]。髌骨准备操作与全膝关节置换相似。因为患者往往较年轻（特别是要求增加体育运动的患者），其目标是尽可能保留更多的骨量，有利于术后恢复、避免髌骨骨折[16]。有文献报道当残留的髌骨厚度少于 12mm 时，髌骨发生骨折几率会增加[17]。因此，术中要小心避免过多切除髌骨。然而，Bengs 和 Scott[18] 研究反映髌骨过度充填的担忧是没有根据的。因为他们研究发现即使是极度厚的髌股假体，也仅有少许的膝关节屈曲功能受限。尽可能地保留髌骨骨量直觉上既能提供术后翻修的可能空间，又能避免年轻运动员患者发生骨折，但目前尚无研究证实。

为什么要避免从事某些运动？

严重损伤

运动可以根据负载的程度进行分类。全膝关节置换术的相关文献根据主观负载的程度，将体育运动分为可接受的、中等危险和高危险的运动[4, 19]。对髌股关节置换术危险性最大的两种损伤主要是骨折和脱位。骨折是无法永远避免的。但骨折和脱位都可以通过保留髌骨骨量和避免髌骨骨折的典型损伤机制来进行预防。后者包括高强度的伸肌负荷（如跳跃后偏心性着地）和直接暴力（如摔倒）[17]。虽然无法准确地预测具体的运动动作，但不同运动的常规受伤机制是明确的，包括篮球（高强度的伸肌负荷）、足球（高强度的剪切力）、排球（重复的直接损伤），而高尔夫、跑步和自行车则很少出现这些损伤机制[20]。

聚乙烯磨损

理论上假体磨损包括金属滑车组件和全聚乙烯髌骨组件的磨损。但滑车金属组件寿命通常为几十年，一般临床上不需要担心。髌骨聚乙烯磨损的影响因素与全膝关节置换术相似。磨损与循环运动（步数）成线性相关，与应力（单位接触面积的压力）呈非线性相关[21]。尽管随着材料的改进，聚乙烯磨损发生率很低，但仍有可能出现[22]。由于髌骨假体较厚，通常假体变薄并不会导致髌股关节置换术失败。但假体磨损产生的碎片有可能导致手术失败。磨损产生的微小或超微粒子可能引起白细胞反应释放细胞因子，破坏假体 - 骨水泥界面，导致假体松动[21, 23]。尽管髌股关节置换理论上也会发生骨溶解和假体松动，但两者的发生率明显低于全膝关节置换术[22, 24]。关于第二代髌股关节置换的术后报道中尚无一例假体 - 骨水泥和骨 - 骨水泥松动，但是目前只有中期随访，长期随访仍需进一步研究[22, 25, 26]。

胫股关节退行性病变似乎与髌股关节假体无关，而很大可能与遗传因素、胫股关节面不匹配、患者的体重、日常活动和关节面应力等有关。如果术前没有或仅存在轻微的胫股关节软骨损伤，可以详细了解其他可能引起胫股关节退变的因素。即使术后中远期未来无法避免发生胫股关节退变，髌股关节置换也可作为全膝关节置换的一个桥梁过渡手术。这样，患者既可以享受髋股关节置换术带来的功能恢复，又可以推迟全膝关节置换手术的时间。

为什么允许进行体育运动？

人的生命是短暂的，选择怎么度过自己的人生是个人的选择。有句名言说的好：痛苦是不可避免的，但是磨难是可以选择的。髋股关节炎的疼痛可以通过避免髋股关节面受压来缓解[22, 24]。当然，这可以通过坐轮椅来实现。但是，运动和积极的生活方式可以带来身体上、精神上、社会上和经济上的巨大受益。正出于这个目的，医生和患者必须共同商量一个可行的术后运动指南，告诉他们哪些运动可以参加哪些不能参加[7, 16]，从而避免可能发生的灾难性损伤并降低假体磨损。

总结：运动推荐指南

全膝关节置换术后运动推荐指南的循证证据是 5 级，即依据专家一致性意见和 1999 年到 2005 年膝关节社会调查制定的（表 1)[4]。从全膝关节置换术的运动推荐指南推断髋股关节置换术后运动推荐指南，要获得专家一致性意见比较困难，因此循证证据要低于 5 级。所以，表 2 提供的运动推荐指南只是我们的个人建议。

表 1
膝关节社会调查结果

允许			经验允许			争议			不推荐		
	1999	2005		1999	2005		1999	2005		1999	2005
保龄球	✓	✓	划船	✓		广场舞	✓		棒球	✓	
静止自行车	✓	✓	公路骑行	✓		击剑	✓	✓	篮球	✓	✓
室内舞	✓	✓	爬山	✓		轮滑	✓	✓	橄榄球	✓	✓
高尔夫球	✓	✓	划艇	✓	✓	高山滑雪	✓		体操	✓	
骑马	✓		滑冰	✓	✓	举重	✓		手球	✓	
椭圆仪	✓	✓	野外滑雪	✓	✓	棒球		✓	冰球	✓	
游泳	✓		静止滑雪	✓	✓	体操		✓	慢跑	✓	
正常走路	✓	✓	双人网球	✓	✓	手球		✓	攀岩	✓	
划船		✓	竞走		✓	冰球		✓	足球	✓	✓
公路骑行		✓	举重		✓	攀岩		✓	壁球	✓	
广场舞		✓	骑马		✓	壁球		✓	单人网球	✓	
爬山		✓	高山滑雪		✓	单人网球		✓	排球	✓	✓
竞走		✓				举重					

表 2			
髌股关节置换术后运动推荐和风险分级			
1 级：低风险	**2 级：中度风险**	**3 级：高风险**	**4 级：不能接受的高风险**
行走	双打网球	排球	橄榄球
自行车	滑雪	篮球	综合格斗
游泳	跑步	足球	攀岩
高尔夫球			跑酷

参考文献

1. McAlindon TE, Snow S, Cooper C, et al. Radiographic patterns of osteoarthritis of the knee joint in the community: the importance of the patellofemoral joint. Ann Rheum Dis 1992;51:844–9.

2. Seisler AR, Sheehan FT. Normative three-dimensional patellofemoral and tibiofemoral kinematics: a dynamic, in vivo study. IEEE Trans Biomed Eng 2007;54: 1333–41.

3. Walker T, Perkinson B, Mihalko WM. Patellofemoral arthroplasty: the other unicompartmental knee replacement. J Bone Joint Surg Am 2012;94:1712–20.

4. Healy WL, Sharma S, Schwartz B, et al. Athletic activity after total joint arthroplasty. J Bone Joint Surg Am 2008;90:2245–52.

5. Davies AP, Vince AS, Shepstone L, et al. The radiologic prevalence of patellofemoral osteoarthritis. Clin Orthop Relat Res 2002;(402):206–12.

6. Grelsamer RP, Dejour D, Gould J. The pathophysiology of patellofemoral arthritis. Orthop Clin North Am 2008;39:269–74, V.

7. Dahm DL, Al-Rayashi W, Dajani K, et al. Patellofemoral arthroplasty versus total knee arthroplasty in patients with isolated patellofemoral osteoarthritis. Am J Orthop 2010;39:487–91.

8. Krajca-Radcliffe JB, Coker TP. Patellofemoral arthroplasty. A 2- to 18-year followup study. Clin Orthop Relat Res 1996;(330):143–51.

9. Mihalko WM, Boachie-Adjei Y, Spang JT, et al. Controversies and techniques in the surgical management of patellofemoral arthritis. Instr Course Lect 2008;57: 365–80.

10. Lonner JH. Patellofemoral arthroplasty: pros, cons, and design considerations. Clin Orthop Relat Res 2004;(428):158–65.

11. Lonner JH. Patellofemoral arthroplasty: the impact of design on outcomes. Orthop Clin North Am 2008;39:347–54, vi.

12. Farr J, Barrett D. Optimizing patellofemoral arthroplasty. Knee 2008;15:339–47.

13. Leadbetter WB, Seyler TM, Ragland PS, et al. Indications, contraindications, and pitfalls of patellofemoral arthroplasty. J Bone Joint Surg Am 2006;88(Suppl 4): 122–37.

14. Kooijman HJ, Driessen AP, van Horn JR. Long-term results of patellofemoral arthroplasty. A report of 56 arthroplasties with 17 years of follow-up. J Bone Joint Surg Br 2003;85:836–40.

15. Lonner JH, Jasko JG, Booth RE. Revision of a failed patellofemoral arthroplasty to a total knee arthroplasty. J Bone Joint Surg Am 2006;88:2337–42.

16. Leadbetter WB. Patellofemoral arthroplasty in the treatment of patellofemoral arthritis: rationale and outcomes in younger patients. Orthop Clin North Am 2008;39:363–80, vii.

17. Ortiguera CJ, Berry DJ. Patellar fracture after total knee arthroplasty. J Bone Joint Surg Am 2002;84A:532–40.

18. Bengs BC, Scott RD. The effect of patellar thickness on intraoperative knee flexion and patellar tracking in total knee arthroplasty. J Arthroplasty 2006;21:650–5.

19. Klein GR, Levine BR, Hozack WJ, et al. Return to athletic activity after total hip arthroplasty. Consensus guidelines based on a survey of the Hip Society and American Association of Hip and Knee Surgeons. J Arthroplasty 2007;22:171–5.

20. McGinnis P. Biomechanics of sport and exercise. 3rd edition. Champaign, IL: Human Kinetics; 2013.

21. Engh CA, Collier MB, Hopper RH, et al. Radiographically measured total knee wear is constant and predicts failure. J Arthroplasty 2013;28:1338–44.

22. van Jonbergen HP, Werkman DM, Barnaart LF, et al. Long-term outcomes of patellofemoral arthroplasty. J Arthroplasty 2010;25:1066–71.

23. Robinson EJ, Mulliken BD, Bourne RB, et al. Catastrophic osteolysis in total knee replacement. A report of 17 cases. Clin Orthop Relat Res 1995;(321):98–105.

24. Hendrix MR, Ackroyd CE, Lonner JH. Revision patellofemoral arthroplasty: three- to seven-year follow-up. J Arthroplasty 2008;23:977–83.

25. Ackroyd CE, Newman JH, Evans R, et al. The Avon patellofemoral arthroplasty: five-year survivorship and functional results. J Bone Joint Surg Br 2007;89:310–5.

26. Leadbetter WB, Kolisek FR, Levitt RL, et al. Patellofemoral arthroplasty: a multicentre study with minimum 2-year follow-up. Int Orthop 2009;33:1597–601.

第11章 髌股关节康复

Melody Hrubes, Terry L. Nicola

关键词

● 髌股关节　　● 治疗　　● 康复　　● 炎症　　● 绷带　　● 物理治疗

关键点

● 急性期：确诊髌股关节疼痛综合征（patellofemoral pain syndrome, PFPS）后立即开始康复训练。首先需要休息，保护制动，口服或局部药物注射（如糖皮质激素、增生药物或富含血小板血浆）。同时使用冰敷、加压包扎、抬高患肢等方法缓解髌骨周围的炎症和肿胀。

● 亚急性期：一旦疼痛和受伤因素处理完毕，就要开始纠正可能导致 PFPS 的所有因素。必须通过全面深入的综合评估制定个性化的治疗方案。处理措施包括物理治疗、制动保护（绷带或贴扎）或必要时使用合适的足踝矫形器。

● 物理治疗：治疗的重点包括手法、关节的力量和灵活性、关节的本体感觉和关节的稳定性。训练循序渐进，逐渐提高训练的难度，尽可能使患者能恢复到受伤前的健康状态。

● 保守治疗失败：不是所有的病例都能通过保守治疗获得成功。如果患者恢复效果不如预期，必须考虑多方面的原因，比如症状的持续时间和严重程度、依从性差或临床诊断不明等。

治疗 PFPS 的康复方法

　　PFPS 的非手术治疗通常由专业的理疗师或康复师完成，包括多方面的治疗模式，如物理疗法、支具固定、药物治疗、注射、本体感受训练、恢复正常的运动模式和整体调节。有证据表明，相对于没有进行治疗的患者，物理治疗干预在疼痛和功能方面的改善具有显著效果[1]。然而，康复 3 个月的不满意率可高达 55%；而康复 12 个月的不满意率可高达 40%[2]。

　　患者有可能会咨询所有的治疗方案，包括手术治疗。一项小样本随机对照试验显示,髌股疼痛综合征(PFPS)慢性患者经关节镜手术或非手术治疗 2 年和 5 年后,膝关节功能及疼痛的改善没有明显的差别 [3]。

综合目标

除非因为特殊原因考虑到康复治疗会无效(详见"诊断不明"部分),通常在考虑手术干预前应该保守治疗 6~12 个月 [4]。康复的目标是回归运动或工作,在整个康复过程中康复的具体目标可以随时调整,制定个性化治疗方案,确保治疗效果最大化。

康复的临床选择:急性期

当患者诊断为 PFPS 时,首要的目标是立即终止组织的损伤,包括:休息、减轻炎症和肿胀、药物治疗(口服、外用、注射药物)、超声波治疗、电刺激治疗等。

活动

与患者讨论相对休息时,应告知患者避免可能引起疼痛的动作如下蹲、上下楼、爬坡等活动。如果患者行走时疼痛,可以考虑部分或不负重拄拐行走。对于活跃的患者来说,限制活动可能很困难,可以建议他们进行适当的活动,只要不对髌骨关节产生更进一步的伤害就行,比如游泳、水中跑步、坐在凳上举重、自行车等。我们在临床上通常鼓励患者在舒适的情况下骑自行车,通过调高坐垫的高度尽量减小膝关节弯曲角度。患者自由设置踏板的力量和车轮的转速,避免产生疼痛。我们会记录这些参数,并逐步调整提高难度。但是,自行车运动对于髌骨关节的康复是否有益仍存有争议,我们必须谨慎的使用这种方法,因为有研究显示骑车过程中增加了髌骨关节面的接触力 [5]。

炎症和肿胀

通过冰敷、加压包扎以及抬高患肢来解决患肢的炎症和肿胀 [6]。冰敷能进一步的控制疼痛 [7, 8],我们推荐使用冰袋,每天 2~4 次,每次 15~20 分钟,不在冰袋上附加压力,冰敷时间及次数随自己可接受的情况而调整。如果出现肿胀,加压包扎应该谨慎使用,因为可能导致一些其他的问题,比如皱襞红肿和滑囊炎。另外,膝关节积液会抑制股四头肌肌力 [9]。抬高患肢能减轻组织液的积聚,一般认为下肢抬高应超过骨盆的高度 [6]。

药物治疗

疼痛会影响患者的日常活动和功能锻炼，可口服或外用药物解决。研究表明[10, 11]，短效药物中萘普生比阿司匹林能更好的减轻疼痛症状。口服补充剂如葡萄糖胺证实可以改善频发膝关节疼痛患者的疼痛和功能[12]。外用双氯芬酸钠和口服非甾体类抗炎药物一样，对于骨关节炎患者的疼痛和功能改善都有效果，但是需要考虑吸收问题和皮肤刺激问题[13]。

物理疗法

电刺激和超声波治疗等物理疗法可能有帮助，但尚未证实对 PFPS 有效[14, 15]，仍需要进一步的前瞻性随机研究。

药物注射

药物注射可用于减轻炎症（如类固醇），也可用于促进组织生长（增生药物和富血小板血浆）。

经典的膝关节腔内注射点包括：膝外侧、膝内侧和髌下缘。

1. 髌骨外上方注射（图 1）[16]

患者体位：仰卧位，膝关节伸直。

注射点：在髌骨上缘 1cm 处做一条水平线，与髌骨外缘下 1cm 垂线相交的点即为进针点。

2. 髌骨内侧注射（图 2）[17]

患者体位：仰卧位，膝关节被动伸直。

注射点：髌骨内缘，进针角度向外侧偏，角度轻微向上，低于髌骨边缘。

3. 髌骨下方入路[16]

患者体位：仰卧位，屈膝 30°。

注射点：髌骨下方髌腱中点外侧 1cm。

激素注射虽然暂时的解决了一些症状上的问题，但是没有从根本上解决问题。与安慰剂相比，激素短期内能减轻疼痛症状，但是一般 4 个月左右又会复发[18]。如果患者症状严重，出现了特异性炎症病理反应，如滑囊炎、贝克氏囊肿，可以考虑使用激素注射治疗。同时加入麻醉药物能减轻疼痛，改善活动度方便后续物理治疗。激素注射并不能一次性的解决问题，这点很重要，必须告知患者。通过激素注射治疗，减轻了患者的疼痛，打破患者身体和心理上的恶

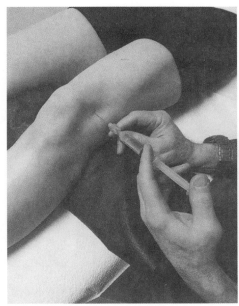
图 1　髌骨外上方注射

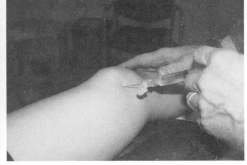
图 2　髌骨内侧注射

性循环。但激素注射治疗不是一个长期的治疗方案。经典的激素注射方案为 1ml 激素（40mg 的曲安奈德）+8ml 1% 利多卡因 [16]。

　　增生疗法是通过在减弱或紧张的韧带（疼痛来源）中注入刺激性物质来诱导炎症反应，模拟正常组织的修复过程 [19]。经典的葡聚糖混合利多卡因关节内注射对于治疗关节炎有较好的疗效 [20]。对于关节外结构损伤如肌腱的损伤，这种疗法也有较好的效果。

　　PRP 是全血经过离心后留下的血小板和血浆的浓缩液，拥有高浓度的生长因子，它对胶原蛋白合成 [21]、间质细胞增殖 [22]、血管新生非常重要 [23]。目前研究更侧重于 PRP 在肌腱病中的应用，而很少探讨其对 PFPS 的整体疗效。不过肌腱病确实是 PFPS 的原因之一。最近有一项研究表明，膝痛明显的跳高运动员中，关节内注射 PRP 效果明显优于体外冲击波治疗 [24]。然而，与所有的治疗一样，PRP 注射应该谨慎，不良反应包括髌骨周围肌腱疼痛等 [25]。

　　PFPS 的患者通常都有固定的触痛点，找到这个位置并进行肌腱按摩、注射、针灸等方法可以加速改善肌肉（如髂胫束）紧张。

康复的临床选择：亚急性期

　　一旦疼痛和受伤原因的问题解决了，就要开始解决导致 PFPS 的其他因素

了 [26]。这需要结合多种治疗方案，且必须对患者进行全面细致的评估，以制定个性化的治疗方案 [27]。治疗措施包括物理治疗、支具保护、穿戴足踝矫形器 [1, 27]。

有研究表明，疼痛和功能改善效果在 PFPS 诊断后 3 个月内最明显。干预的对象包括所有与髌骨运动轨迹紊乱相关的可修复的生物力学因素，比如膝关节结构不正常，双下肢力线不正，训练过度，核心力量减弱等。个性化评估和治疗方案有助于优化治疗效果。在制定方案时需考虑以下因素：

1. 重建膝关节力线：髌股关节运动轨迹紊乱的可能原因包括：髂胫束紧张、髌骨活动度下降、股四头肌力量减弱（特别是股内斜肌）。

2. 纠正力学上的畸形：近端及远端关节是否对齐以及运动步态都会影响髌股关节的运动轨迹。如距下关节的旋前、髋关节的内旋 [28]、步态差异都会对膝关节的力线产生影响，在步态周期初始时膝关节过伸或屈膝减少也会产生影响。目前，双下肢绝对或相对不等长还没被证实是导致 PFPS 的一个因素 [29]。

3. 降低膝关节软骨上的压应力和过度使用：这个可以通过适当的休息，避免频繁的增加活动量，确保有足够的时间促进关节损伤的恢复。

保护

支具或贴扎保护不能解决潜在的生物力学疾病导致髌骨运动轨迹紊乱的问题。然而，使用这些干预方法背后的目的是鼓励纠正髌骨运动轨迹，从而减少进一步的关节损伤。有研究表明通过支具或贴扎保护矫正髌骨对线可以促使股内斜肌正确发力，但目前尚无证据表示其能提高临床疗效 [30]。

支具固定

关于支具固定，目前研究发现不同支具类型（如膝关节支具、髌骨支具或绷带）、安慰作用的支具以及不使用支具之间对疼痛和功能的改善没有显著差异 [31, 32]。Palumbo 动力型膝关节支具能让患者在活动膝关节的同时还能在膝关节外侧缘给予压力支持，保持膝关节弯曲、伸直、旋转时有恒定的压力 [32]。Cho-Pat 膝关节束带的作用在于当膝关节伸直或弯曲时，它能够动态变化提高膝关节力线，而且能促使压力平均分布 [32]。Protonics 支具可对抗膝关节弯曲，增加腘绳肌活动，限制阔筋膜张肌活动 [33]。但是，该支具已经停产了。为了达到相同的效果，我们推荐 DonJoy Lateral J 膝关节支具。Special FX 是一个 Y 型支具，也可帮助控制膝关节活动 [34]。暴露髌骨的支具是在髌骨处开口，防止髌骨压向股骨髁。这种支具的潜在并发症是局部肿胀。Bauerfeind Genutrain 支具不能纠正髌骨轨迹问题 [35]，但初步研究表明 50% 的患者能降低疼痛 [36]。我们在临床实践中发现支具的临床效果是有限的，特别是肥胖人群，因为肥胖患者的体表标志结构不清。

贴扎

随机对照试验结果显示髌骨贴扎的效果 [37] 和未使用髌骨贴扎没有显著差异 [31, 38]。短时期内对于功能和疼痛的改善效果也有争议。在单纯只做功能锻炼和功能锻炼同时使用绷带的对比研究中，这种潜在的短时间内的提高并没有持续很长时间 [31]。然而，对于患者来说，这种短时间的改善不应该被忽视。McConnell 绷带的目的在于使髌骨向内侧移位，从而把髌骨限制在关节的中心，以此来改善髌骨的轨迹 [39, 40]。对于 PFPS 的患者，McConnell 绷带同时也能使髌骨向下方移位 [41]。

对于 PFPS 患者，Kinesiotape 绷带已经被证明可以减少疼痛、肿胀、肌肉痉挛。对于 PFPS 女性患者，Kinesiotape 绷带可以通过保持髌骨稳定来减轻疼痛、改善股四头肌功能 [42]。目前尚未证实该方法可以改善整体功能 [43]。

尽管与鞋垫相比，足部矫形器可以促进 PFPS 患者更快更好地恢复，但尚未有研究表明其能提高物理治疗的临床效果 [44]。不仅仅只是针对过度内翻，足部矫形器适用于所有类型的脚，可以改善患者的疼痛和功能 [45]。足弓的形状与 PFPS 没有独立相关性 [46]，但是 PFPS 患者较正常对照组在放松状态下更容易出现旋前足姿势 [47-49]。虽然预制的矫形器比鞋垫更有用，但不是所有的患者都能获得较好的效果 [44, 45, 48]。因此鉴定患者能否从预制矫形器中获得更多的益处变得非常重要。一项研究指出，符合以下条件中的三项，足部矫形器将给患者带来更多的益处（足部的形态对效果没有影响）。

1. 较差的鞋类运动控制功能（鞋类评估工具表中得分 <5）[50]
2. 基线疼痛 <22mm（VAS 疼痛评分尺）
3. 屈膝时踝关节背屈活动度 <41.3° [47]
4. 当穿上矫形器后单腿下蹲疼痛立刻减轻 [51]

物理治疗

手法

手法主要包含活动度训练和按摩。PFPS 患者早期活动能避免关节的挛缩以及去条件后的肌肉萎缩。与对照组相比，PFPS 患者髌骨倾斜角和沟角增大，髌股关节接触面明显减小。髌骨活动的目的就是解决这些问题 [52]。最理想的髌骨活动位置是膝关节伸直或轻微屈曲不超过 20°（图 3）[27]。肌筋膜按摩能够缓解病理性的肌紧张，尤其是髂胫束紧张。

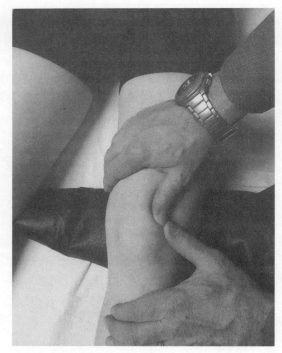

图 3 手法医学：髌骨松动术

力量训练

肌肉训练包括力量训练和拉伸训练。需要加强力量训练的肌肉包括臀部外展肌群、臀部外旋肌群、伸膝肌群和核心肌群。初步研究显示，离心运动效果优于同轴运动或等轴运动 [37, 53, 54]，可能是由于膝关节的主要功能是离心运动。闭链训练优于开链训练，因为避免了膝关节的完全伸直，减少了髌股关节的压力 [30]。PFPS 患者臀部外展肌群力量比正常对照组弱 [55]。股四头肌尤其是股内侧肌可以促使髌骨在股骨滑车内侧稳定的活动 [56]，所以必须加强股内斜肌力量训练。但是单纯锻炼股内侧肌而锻炼其他股四头肌特别是股外侧肌比较困难。对于股四头肌的锻炼，我们更推荐腿部推举训练而不是下蹲锻炼，因为相对于自身体重来说推举的重量更容易控制 [30]。患者可以由简单的双下肢锻炼发展到单侧肢体力量锻炼，更接近模拟功能步态。该过程需要动员下腹部肌肉和臀部肌肉保持平衡 [40]。

灵活性训练

对于髌骨运动轨迹的调节，肌肉灵活性和肌肉力量一样重要。肌肉灵活性训练对于关节源性导致的肌肉抑制尤为重要，如髂胫束、股后侧肌群、股四头肌群。

　　肌肉拉伸训练能让肌肉放松，改善局部血液循坏，减轻疼痛[6]。传统的拉伸方法为静力拉伸，30 秒到 2 分钟为一个周期。髌骨活动度训练就属于静力拉伸。本体感觉神经肌肉促进疗法（PNF）使用拮抗肌去拉伸目标肌肉。在临床上，我们通常使用特定的 PNF 拉伸训练（比如用对侧的脚对抗膝关节）（图 4）或腘绳肌拉伸训练（患者双手抱紧大腿后侧，用力伸直（收缩股四头肌）来拉伸股后侧肌群）（图 5、图 6）。

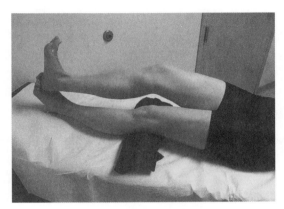

图 4　柔韧性：膝压脚

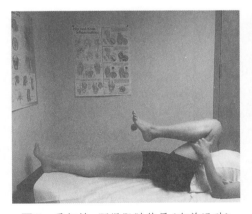

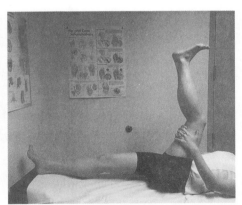

图 5　柔韧性：腘绳肌腱伸展（向前运动）　　　　**图 6**　柔韧性：腘绳肌腱伸展（向后运动）

稳定性训练

　　另一个需要关注的是，与正常对照组相比，PFPS 患者关节松弛度增大[57]。制定康复计划时必须要考虑到这个问题。当患者改变训练难度时，足部正常的动态力线可能受到干扰,影响 PFPS 患者的康复进程[58],因此医护人员需要密切观察。此外,研究发现负重屈膝时 PFPS 患者肌肉本体感觉与对照相比降低了 60%[59]。通过重点练习可以减少物理治疗失败。

活动水平进程

只有当患者可以耐受当前水平且不产生疼痛时才能进展到下一个水平的活动。理想情况下,临床医生应该密切观察每个阶段的训练,以早期发现并纠正患者可能没有意识到的不良步态。在整个康复过程中,应该鼓励患者交替参加有氧训练来保持健康心肺功能、提高锻炼的依从性。而且因为 PFPS 患者的肌肉忍耐力较对照组差,所以有氧训练更显重要[29]。我们推荐的有氧运动包括健身脚踏车和水中跑步。一旦患者能够在水平地面上走动没有疼痛,他们就可以开始在不平坦的地面行走或上下楼。

一旦患者在不平坦地面走动没有疼痛,就可以进入跑步阶段。研究表明将患者的步速增加到其优选速度的 110% 时,可以减少站立支撑期间的膝屈曲角度和膝伸展扭矩。从而减少关节内部负荷,减轻髌股关节的疼痛[60, 61]。此外,在步行的时候,实时言语反馈可以防止膝关节过度外翻、髋内旋和内收以及对侧骨盆的下降。越来越多的证据表明,患者可以通过使用跑步机的实时反馈调整他们的步态[62, 63]。一项针对女性患者的小样本研究发现[31],使用实时反馈训练 1 个月后,患者都达到了基本的训练量而且跑步时没有明显疼痛。

如果患者能成功地在跑步机或跑道上跑步,下一步就开始非线性运动,如穿插跑和转向跑。

鞋的类型

多项研究表明根据足弓形状推荐跑步鞋并不能改善临床效果[64]。对军队新兵的一项研究发现[65],那些穿戴根据脚型专门设计的鞋子的士兵反而更容易发生损伤。鞋太硬或太软都对患者有伤害。同时,当鞋子使用超过 643km 或者鞋后跟被磨损或者不合脚时都应该更换。

维持期

一旦患者通过治疗有了较好效果,可以在不产生疼痛的情况下进行他们期望的活动,这时候就必须教育他们维持该水平的运动,防止症状复发。继续定期有规律的进行康复锻炼以获得更大的改善。当患者完全恢复体育运动几周后,我们建议安排一次随访,以确保患者能够坚持康复锻炼、拉伸和步态训练。

保守治疗失败的原因

并非所有的病例保守治疗都有效果 [2]。当患者保守治疗不能达到预期效果时，我们必须要考虑到多方面的原因，如症状的持续时间和严重程度、依从性差以及临床诊断不明的情况。

症状持续时间长

如前面提到的，最初 3 个月最容易获得髌股关节疼痛及功能的改善 [26]。基线疼痛持续时间超过 2 个月与患者 3～12 月的恢复不佳有关 [2]。一项回顾性研究分析表明 [66]，94% 的患者在首次出现疼痛等症状后持续症状达 4 年；25% 的患者在 20 年后仍有明显症状。

疼痛严重程度

疼痛越严重，PFPS 的改善效果越差。研究表明基线疼痛越严重（前膝疼痛量表），保守治疗效果越差 [2]。疼痛严重程度可能与髌下软骨损伤有关。如果这种损害是严重而又不可逆的，即使再多的保护和康复措施也不可能完全消除疼痛，保守措施不太可能成功。

依从性差

当考虑到依从性差是导致患者达不到预期效果的原因时，我们认为对患者进行有关 PFPS 的原因及改善的教育可能有帮助。在恢复的治疗过程中，患者可能随时发生不依从的情况，比如不愿意参加治疗、继续做一些导致疼痛的活动或当症状改善时停止在家里继续进行康复训练。宣讲教育可以起到激励的作用，因为只有患者自己参与进来才会获得成功的改善。可以考虑获得心理健康专业人士的参与，因为我们发现与对照组相比，PFPS 的患者自我感知健康状况的能力下降，同时还能增加自己的精神痛苦 [67]。

诊断不明

疾病通常不是单一性质的。对于 PFPS 等慢性病尤其如此。医生应该了解其他与 PFPS 具有类似症状的疾病，因为如果出现鉴别诊断不明或漏诊，不仅会妨碍患者的康复，更严重的还有可能耽误治疗其他可能危及生命的疾病。基于文献报道，我们列出了其他可能导致膝关节疼痛的原因以帮助鉴别诊断 [1, 27]。

外侧疼痛：外侧支持带或髂胫束摩擦综合征

内侧疼痛：内侧支持带、内侧滑膜皱襞或鹅足综合征

上方疼痛：股四头肌肌腱炎、髌上滑囊炎

下方疼痛：髌腱肌腱炎、Hoffa 脂肪垫冲击症、髌下滑囊炎

髌后疼痛：关节软骨损伤

髌前疼痛：髌前滑囊炎

膝内关机紊乱：半月板或韧带疾病

弥漫性膝关节疼痛：色素绒毛结节性滑膜炎、感染、骨关节炎、风湿性关节炎

关节压痛：半月板疾病或骨关节炎

韧带疾病

牵涉痛：脊柱或臀部疾病

肿瘤

心理上的疼痛

手术治疗

因为保守治疗很难获得成功，有些膝关节疼痛应该考虑手术治疗，包括膝关节畸形和由膝关节屈曲挛缩引起的股内侧肌抑制。当 PFPS 患者发生髌股骨关节炎的风险增高时，也应该考虑手术治疗[68]。因此，如果患者的症状改变，应考虑其他诊断。

参考文献

1. Crossley K, Bennell K, Green S, et al. A systematic review of physical interventions for patellofemoral pain syndrome. Clin J Sport Med 2001;11(2):103–10.
2. Collins N, Bierma-Zeinstra S, Crossley K, et al. Prognostic factors for patellofemoral pain: a multicenter observational analysis. Br J Sports Med 2013;47(4):227–33.
3. Kettunen J, Harilainen A, Sandelin J, et al. Knee arthroscopy and exercise versus exercise only for chronic patellofemoral pain syndrome: a randomized controlled trial. BMC Med 2007;5:38.
4. Dixit S, DiFiori J, Burton M, et al. Management of patellofemoral pain syndrome. Am Fam Physician 2007;75(2):194–202.
5. Lu T, Chien H, Chen H. Joint loading in the lower extremities during elliptical exercise. Med Sci Sports Exerc 2007;39(9):1651–8.
6. Brukner P, Khan K. Clinical sports medicine. 3rd edition. Sydney (Australia): McGraw-Hill; 2006.
7. Mac Auley D. Ice therapy: how good is the evidence? Int J Sports Med 2001;22(5):379–84.
8. Basford J. Physical agents. In: O'Connor F, Wilder R, editors. Textbook of running medicine. New York: McGraw-Hill; 2001. p. 535–56.
9. Spencer J, Hayes K, Alexander I. Knee joint effusion and quadriceps reflex inhibition in man. Arch Phys Med Rehabil 1984;65:171–7.
10. Suter E, Herzog W, De Souza K, et al. Inhibition of the quadriceps muscles in patients with anterior knee pain. J Appl Biomech 1998;14(4):360–73.

11. Bentley G, Leslie I, Fischer D. Effect of aspirin treatment on chondromalacia patellae. Ann Rheum Dis 1981;40(1):37–41.
12. Braham R, Dawson B, Goodman C. The effect of glucosamine supplementation on people experiencing regular knee pain. Br J Sports Med 2003;37(1): 45–9.
13. Roth S, Shainhouse Z. Efficacy and safety of a topical diclofenac solution (Pennsaid) in the treatment of primary osteoarthritis of the knee. A randomized, double-blind, vehicle-controlled clinical trial. Arch Intern Med 2004;164(18):2017–23.
14. Werner S, Arvidsson H, Arvidsson I, et al. Electrical stimulation of vastus medialis and stretching of lateral thigh muscles in patients with patellofemoral symptoms. Knee Surg Sports Traumatol Arthrosc 1993;1(2):85–92.
15. Callaghan M, Oldham J. Electric muscle stimulation of the quadriceps in the treatment of patellofemoral pain. Arch Phys Med Rehabil 2004;85(6):956–62.
16. McNabb J. A practical guide to joint & soft tissue injections & aspiration. 2nd edition. Philadelphia: Lippincott Williams & Wilkins; 2010.
17. Saunders S, Longworth S. Injection techniques in orthopaedics and sports medicine. 3rd edition. Edinburgh (United Kingdom): Elsevier; 2006.
18. Arroll B, Goodyear-Smith F. Corticosteroid injections for osteoarthritis of the knee: meta-analysis. BMJ 2004;328(7444):869.
19. Patterson J. An introduction to prolotherapy. In: Anatomy, diagnosis, and treatment of chronic myofascial pain with prolotherapy. Madison (WI): 2001.
20. Banks A. A rationale for prolotherapy. J Orthop Med 1991;13(3):54–9.
21. Mishra A, Woodall J Jr, Vieira A. Treatment of tendon and muscle using platelet-rich plasma. Clin Sports Med 2009;28(1):113–25.
22. Everts P, Knape J, Weibrich G, et al. Platelet rich plasma and platelet gel: a review. J Extra Corpor Technol 2006;38(2):174–87.
23. Sharma P, Maffulli N. Biology of tendon injury: healing, modeling and remodeling. J Musculoskelet Neuronal Interact 2006;6(2):181–90.
24. Vetrano M, Castorina A, Vulpiani M, et al. Platelet-rich plasma versus focused shock waves in the treatment of jumper's knee in athletes. Am J Sports Med 2013;41(4):795–803.
25. Bowman K, Buller B, Middleton K, et al. Progression of patellar tendinitis following treatment with platelet-rich plasma: case reports. Knee Surg Sports Traumatol Arthrosc 2013;21:2035–9.
26. Witvrouw E, Danneels L, Van Tiggelen D, et al. Open versus closed kinetic chain exercises in patellofemoral pain: a 5-year prospective randomized study. Am J Sports Med 2004;32(5):1122–30.
27. Fredericson M, Powers C. Practical management of patellofemoral pain. Clin J Sport Med 2002;12(1):36–8.
28. Souza R, Powers C. Differences in hip kinematics, muscle strength, and muscle activation between subjects with and without patellofemoral pain. J Orthop Sports Phys Ther 2009;39(1):12–9.
29. Duffey M, Martin D, Cannon D, et al. Etiologic factors associated with anterior knee pain in distance runners. Med Sci Sports Exerc 2000;32(11):1825–32.
30. Powers C. Rehabilitation of patellofemoral joint disorders: a critical review. J Orthop Sports Phys Ther 1998;28(5):345–54.
31. Swart N, van Linschoten R, Bierma-Zeinstra S, et al. The additional effect of orthotic devices on exercise therapy for patients with patellofemoral pain syndrome: a systematic review. Br J Sports Med 2012;46(8):570–7.
32. Miller M, Hinkin D, Wisnowski J. The efficacy of orthotics for anterior knee pain in

military trainees. Am J Knee Surg 1997;10(1):10–3.

33. Denton J, Willson J, Ballantyne B, et al. The addition of the Protonics brace system to a rehabilitation protocol to address patellofemoral joint syndrome. J Orthop Sports Phys Ther 2005;35(4):210–9.

34. Lun V, Wiley J, Meeuwisse W, et al. Effectiveness of patellar bracing for treatment of patellofemoral pain syndrome. Clin J Sport Med 2005;15(4):235–40.

35. Natri A, Kannus P, Jarvinen M. Which factors predict the long term outcome in chronic patellofemoral pain syndrome? A 7-yr prospective follow-up study. Med Sci Sports Exerc 1998;30(11):1572–7.

36. Powers C, Shellock F, Beering T. Effect of bracing on patellar kinematics in patients with patellofemoral joint pain. Med Sci Sports Exerc 1999;31(12):1714–20.

37. Clark D, Downing N, Mitchell J, et al. Physiotherapy for anterior knee pain: a randomized controlled trial. Ann Rheum Dis 2000;59(9):700–4.

38. Herrington L, Payton C. Effects of corrective taping of the patella on patients with patellofemoral pain. Physiotherapy 1997;83(11):566–72.

39. McConnell J. The management of chondromalacia patellae: a long term solution. Aust J Physiother 1986;32(4):215–33.

40. Greslamer R, McConnell J. The patella: a team approach. Gaithersburg (MD): Aspen; 1998.

41. Derasari A, Brindle T, Alter K, et al. McConnell taping shifts the patella inferiorly in patients with patellofemoral pain: a dynamic magnetic resonance imaging study. Phys Ther 2010;90(3):411–9.

42. Chen P, Hong W, Lin C, et al. Biomechanics effects of kinesio taping for persons with patellofemoral pain syndrome during stair climbing. In: 4th Kuala Lumpur International Conference on Biomedical Engineering. Berlin, Heidelberg (Germany): Springer; 2008. p. 395–7.

43. Adbas E, Atay A, Uiksel I. The effects of additional kinesio taping over exercise in the treatment of patellofemoral pain syndrome. Acta Orthop Traumatol Turc 2011;45(5):335–41.

44. Collins N, Crossley K, Beller E, et al. Foot orthoses and physiotherapy in the treatment of patellofemoral pain syndrome: randomized clinical trial. Br J Sports Med 2009;43(3):169–71.

45. Barton C, Menz H, Crossley K. The immediate effects of foot orthoses on functional performance in individuals with patellofemoral pain syndrome. Br J Sports Med 2011;45(3):193–7.

46. Haim A, Yaniv M, Dekel S, et al. Patellofemoral pain syndrome: validity of clinical and radiological features. Clin Orthop Relat Res 2006;451:223–38.

47. Barton C, Bonanno D, Levinger P, et al. Foot and ankle characteristics in patellofemoral pain syndrome: a case-control and reliability study. J Orthop Sports Phys Ther 2010;40(5):286–96.

48. Sutlive T, Mitchell S, Maxfield S, et al. Identification of individuals with patellofemoral pain whose symptoms improved after a combined program of foot orthosis use and modified activity: a preliminary investigation. Phys Ther 2004;84(1):49–61.

49. Boling M, Padua D, Marshall S, et al. A prospective investigation of biomechanical risk factors for patellofemoral pain syndrome: the Joint Undertaking to Monitor and Prevent ACL Injury (JUMP-ACL) cohort. Am J Sports Med 2009;37(11):2108–16.

50. Barton C, Bonanno D, Menz H. Development and evaluation of a tool for the assessment of footwear characteristics. J Foot Ankle Res 2009;2:10.

51. Barton C, Menz H, Crossley K. Clinical predictors of foot orthoses efficacy in

individuals with patellofemoral pain. Med Sci Sports Exerc 2011;43(9):1602–10.

52. Lankhorst N, Bierma-Zeinstra S, Van Middelkoop M. Factors associated with patellofemoral pan syndrome: a systematic review. Br J Sports Med 2013;47(4): 193–206.

53. Witvrouw E, Lysens R, Bellemans J, et al. Open versus closed kinetic chain exercises for patellofemoral pain. A prospective, randomized study. Am J Sports Med 2000;28(5):687–94.

54. Stiene H, Brosky T, Reinking M, et al. A comparison of closed kinetic chain and isokinetic joint isolation in patients with patellofemoral dysfunction. J Orthop Sports Phys Ther 1996;24(3):136–41.

55. Piva S, Goodnite E, Childs J. Strength around the hip and flexibility of soft tissues in individuals with and without patellofemoral pain syndrome. J Orthop Sports Phys Ther 2005;35(12):793–801.

56. Live F, Perry J. Quadriceps function. An anatomical and mechanical study using amputated limbs. J Bone Joint Surg Am 1968;50(8):1535–48.

57. Al-Rawi Z, Nessan A. Joint hypermobility in patients with chondromalacia patellae. Br J Rheumatol 1997;36(12):1324–7.

58. Thijs Y, Van Tiggelen D, Roosen P, et al. A prospective study on gait-related intrinsic risk factors for patellofemoral pain. Clin J Sport Med 2007;17(6):437–45.

59. Baker V, Bennell K, Stillman B, et al. Abnormal knee joint position sense in individuals with patellofemoral pain syndrome. J Orthop Res 2002;20(2):208–14.

60. Cheung R, Davis I. Landing pattern modification to improve patellofemoral pain in runners: a case series. J Orthop Sports Phys Ther 2011;41(12):914–9.

61. Wille C, Chumanov E, Schubert A, et al. Running step rate modification to reduce anterior knee pain in runners. J Orthop Sports Phys Ther 2013;43(1): A119.

62. Messier S, Cirillo K. Effects of a verbal and visual feedback system on running technique, perceived exertion and running economy in female novice runners. J Sports Sci 1989;7(2):113–26.

63. White S, Lifeso R. Altering asymmetric limb loading after hip arthroplasty using real-time dynamic feedback when walking. Arch Phys Med Rehabil 2005;86(10): 1958–63.

64. Ryan M, Valiant G, McDonald K, et al. The effect of three different levels of footwear stability on pain outcomes in women runners: a randomized control trial. Br J Sports Med 2011;45(9):715–21.

65. Knapik J, Trone D, Swedler D, et al. Injury reduction effectiveness of assigning running shoes based on plantar shape in Marine Corps basic training. Am J Sports Med 2010;38(9):1759–67.

66. Nimon G, Murray D, Sandow M, et al. Natural history of anterior knee pain: a 14-20-year follow-up of nonoperative management. J Pediatr Orthop 1998; 18(1):118–22.

67. Jensen R, Hystad T, Baerheim A. Knee function and pain related to psychological variables in patients with long-term patellofemoral pain syndrome. J Orthop Sports Phys Ther 2005;35(9):594–600.

68. Utting M, Davies G, Newman J. Is anterior knee pain a predisposing factor to patellofemoral osteoarthritis? Knee 2005;12(5):362–5.